Dimitri Collenne

VIH, Asthénie & Naturopathie

Dimitri Collenne

VIH, Asthénie & Naturopathie

Accompagnement naturopathique d'un séropositif manifestant une asthénie médicamenteuse

Éditions Vie

Imprint
Any brand names and product names mentioned in this book are subject to trademark, brand or patent protection and are trademarks or registered trademarks of their respective holders. The use of brand names, product names, common names, trade names, product descriptions etc. even without a particular marking in this work is in no way to be construed to mean that such names may be regarded as unrestricted in respect of trademark and brand protection legislation and could thus be used by anyone.

Cover image: www.ingimage.com

Publisher:
Éditions Vie
is a trademark of
International Book Market Service Ltd., member of OmniScriptum Publishing Group
17 Meldrum Street, Beau Bassin 71504, Mauritius
Printed at: see last page
ISBN: 978-613-9-58983-8

« Si tu es malade, recherche d'abord ce que tu as fait pour le devenir »

Hippocrate.

Table des matières

Partie 2 : cas pratique suivant la méthode du COSPAS

Liste des illustrations

Liste des abréviations

5HTP	5 Hydroxytryptophane
ADN	Acide Desoxyribo Nucléique
ARN	Acide Ribo Nucléique
ATP	Adénosine Tri Phosphate
CCR5	Protéine membranaire C-C CHIMIOKINE DE TYPE 5
CD4	Protéine membranaire Closter de Différenciation n°4y
COSPAS	Collecter Organiser Synthétiser Prioriser Agir Suivre
FAD	Flavine Adénine Dinucléotide
FODMAP	Fermenticible Oligosaccharide Disaccharide Monosaccharidc And Polyos
gp41	Glycoprotéine n° 41
gp120	Glycoprotéine n° 120
HAART	Hight Activity AntiRétroviral Thérapy
IMC	Indice de Masse Corporelle
INTI	Inhinibiteur de la Transcriptase Inverse
LDH	Enzyme Lactico Deshydrogénase
NAD	Nicotinamide Adénine Dinucléotide
p10	Protéine virale 10 protéase
p32	Protéine virale 32 integrase
p66	Protéine virale 66 transcriptase
PRAL	Potential Reinal Acide Load
T CD4	Lymphocyte T avec recepteur CD4
VIH	Virus de l'Immunodéficiance Humaine

Glossaire

Antihypertenseurs	Médicaments utilisés dans le cas d'hypertension artérielle.
Bêtabloquants	Médicaments utilisés en cardiologie qui bloquent l'action de médiateur adrénergique.
Catécholamine	Substance de l'organisme sympathicomimétique.
Cholagogue	Stimulant l'évacuation de la bile.
Cholérétique	Stimulant la synthèse de la bile.
Dysthymie	Trouble de l'humeur chronique.
Dyspnée	Difficulté à respirer.
Endocrinologique	Lié aux sécrétions hormonales de l'organisme.
Fibromyalgie	Syndrome douloureux chronique diffus.
Gluconéogénèse	Voie métabolique synthétisant du glucose à partie de lactate.
Glycogénogénèse	Voie métabolique hépatique et musculaire transformant le glucose en glycogène.
Glycogénolyse	Production de glucose à partir de glycogène.
Iatrogènes	Effets indésirables de traitements médicamenteux.
Lipogénèse	Synthèse de lipide.
Lipolyse	Destruction des lipides.
Lipothymie	Etat de malaise pouvant aller jusqu'a la perte de conscience.
Mélanopsine	Photopigment rétinien sensible à la lumière.
Monocarboxylate	Molécule de transport sanguin à un groupe

	carboxylate (groupement d'acide et de base).
Niacine	Vitamine B3.
Noyaux caudés	Substance grise située dans le télencéphale.
Noyaus raphés	Substance grise située dans la partie rostrale du mésencéphale.
Noyaux suprachiasmatiques	Structure située à la base de l'hypothalamus et au-dessus du chiasma optique.
Nucléoside	Élément constitutif des acides nucléiques.
Phosphatidylsérine	Phospholipide.
Prostaglandine E_2	Acide gras dérivé de l'acide arachidonique.
Psychosomatique	Répercussion physique de troubles psychiques.
Psychotrope	Substance agissant sur le système nerveux central.
Sédatif	Substance à action dépressive sur le système nerveux central et qui entraîne un apaisement.
Somato-psychique	Répercussion psychique de troubles physiques.
Sympathicomimétique	Mime l'effet du système nerveux sympathique.
Sympatholytique	Inhibe le système nerveux sympathique.
Striatum ventral	Masse de substance grise située à l'intérieur des hémisphères cérébraux.

Les mots présents dans le glossaire sont précédés dans le corps de texte d'un *.

Introduction

L'asthénie est un état de fatigue important causé par un manque d'énergie qui n'est pas induit par un manque de sommeil. Elle est souvent assimilée à la fatigue et représente la première cause de consultation chez les médecins généralistes.

Les personnes vivants avec le virus de l'immunodéficience humaine (VIH), sont suivies en médecine allopathique par la mise en place d'une association médicamenteuse : les trithérapies (appelées ainsi, car elles utilisent une base de trois molécules actives). Depuis des décennies les chercheurs en pharmacologie ont largement diminué les effets iatrogènes* des traitements. Aujourd'hui, les séropositifs sous trithérapies présentent de nombreux effets indésirables précoces, parmi lesquels on retrouve l'asthénie.

La naturopathie cherchant à améliorer l'état général des personnes permet-t-elle, de contrer une asthénie causée par une thérapie antirétrovirale ?

C'est pour répondre à cette question qu'en première partie l'étude bibliographique s'oriente sur le lien entre l'asthénie et les traitements anti VIH. La deuxième partie est consacrée à l'accompagnement de Monsieur B., âgée de 38 ans, séropositif depuis 13 ans, se plaignant d'une fatigue inhabituelle depuis la prise en 2016 de GENVOYA® (trithérapie en un comprimé).

Cet accompagnement tend à apporter des éléments de réponse à la problématique posée.

PARTIE 1 : Revue scientifique et littéraire

1 L'asthénie

1.1 Définition

Le mot asthénie vient du grec « stanos » voulant dire force et du privatif « a », littéralement privé de force. « L'asthénie est une sensation anormale de lassitude limitant les performances physiques, mais persistant au repos à l'inverse de la fatigue qui, pour le médecin, est un état physiologique qui disparaît au repos. » [1]. Elle peut dans certains cas aller jusqu'à une diminution de plus de 50 % des capacités énergétiques d'un individu [2]. Les signes de l'asthénie ne doivent pas être confondus avec les symptômes de la dyspnée*, de la lipothymie* et les gênes fonctionnelles occasionnées par des handicaps neurologiques ou rhumatologiques [1].

1.2 Épidémiologie

La fatigue est un symptôme fréquent de consultation d'un généraliste. Elle arrive en troisième position après la toux et la fièvre [3]. La fatigue est évoquée dans 10 à 25 % des cas lors des consultations [4], et représente, dans 49,5 % des cas, la plainte principale [3]. Les patients consultent leur médecin généraliste pour ce motif dans 6 à 7 % des cas [4]. Ce sont majoritairement des femmes.

La cause de la fatigue est décelée dans 50 % des cas, elle est souvent associée à des soucis psychologiques. Dans la grande majorité des cas, une amélioration spontanée résout la problématique [3].

1.3 Étiologie

L'état de fatigue important de l'asthénie peut être induit par plusieurs facteurs pouvant s'additionner entre eux et compliquer davantage la récupération physique. Il en découle différents types d'asthénies [5] :

- L'asthénie réactionnelle liée à un surmenage. Elle est généralement levée par le repos.
- L'asthénie de convalescence à la suite d'une infection ou d'une hospitalisation.
- Les asthénies dues à des problèmes métaboliques et physiologiques. On retrouve : les anémies, les hémopathies, les cancers, les hépatites, les dysfonctionnements endocrinologiques*, les atteintes neuro-musculaires et les troubles hydroélectrolytiques.
- Les asthénies psychologiques ou psychiatriques liées à la dépression.
- Les asthénies médicamenteuses, induites par les traitements lourds tel les bêtabloquants*, les antihypertenseurs*, les psychotropes*, les sédatifs*. Les antirétroviraux utilisés dans les thérapies VIH provoquent aussi de l'asthénie.
- Les asthénies particulières : le symptôme d'apnée du sommeil, la fibromyalgie* et le syndrome de la fatigue chronique.

Quelle que soit la cause de l'asthénie, il y a toujours une perte d'énergie. L'organisme tire son énergie de l'alimentation. Les éléments énergétiques obtenus après la digestion et l'assimilation, principalement des glucides, sont acheminés par le réseau artériel à toutes les cellules de l'organisme. À l'intérieur de ces cellules se trouvent des organites qui vont utiliser ces glucides et les transformer en énergie utilisable par la cellule, il s'agit des mitochondries.

1.4 Physiologie générale

La source d'énergie utilisable de notre organisme est l'adénosine tri phosphate (ATP). Elle est synthétisée dans les mitochondries à l'intérieur même de toutes nos cellules, à partir du glucose, lui-même issu de la digestion et de l'absorption des aliments. Toutes les altérations du fonctionnement mitochondrial entraîne une diminution de l'apport énergétique, les causes peuvent être nombreuses comme évoqué dans la partie étiologie. À partir de 35 ans, 35 à 50 % des personnes ont déjà un affaiblissement de leur production d'ATP [6], et sont sujettes à l'apparition de fatigue.

Avant de parler des dysfonctionnements mitochondriaux causant l'asthénie, il semble important de décrire cet organite et d'expliquer son cycle de reproduction ainsi que celui permettant la création de l'énergie.

1.4.1 La mitochondrie

La mitochondrie est un organite cellulaire d'environ 10µ de long pour 1µ de large découvert en 1840 [7]. Elle est constituée de deux membranes, une externe lui donnant une forme de bacille, et une interne beaucoup plus grande formant des replis appelés crêtes mitochondriales. Celle-ci baigne dans un liquide nommé la matrice [8]. Cet organite possède son propre ADN circulaire et a de ce fait, un cycle de reproduction indépendant de la mitose cellulaire. Cet ADN est situé sur la membrane interne du côté matriciel [7].

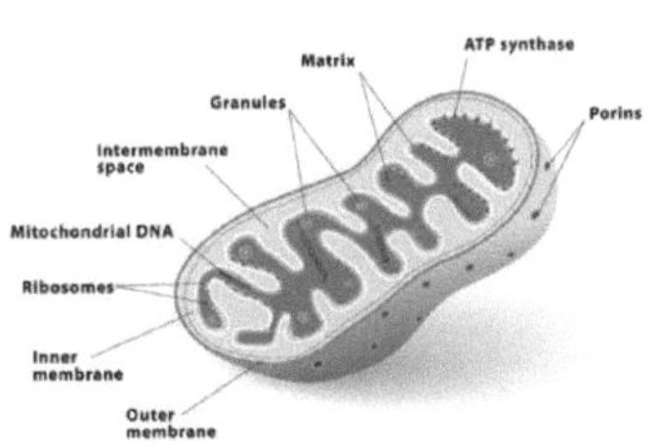

Illustration 1: La mitochondrie [57]

1.4.2 Cycle de reproduction de la mitochondrie

Lors de sa réplication, ainsi que pour la synthèse des protéines indispensables à son fonctionnement, la mitochondrie, comme toutes les cellules de l'organisme, se voit obligée de dupliquer son ADN. Cet ADN circulaire possède deux brins, un lourd et un léger. Chacun de ces brins possède sa propre origine de réplication. L'enzyme nécessaire à la synthèse de nouveaux brins est la polymérase gamma [7], elle est d'ailleurs la seule à pouvoir effectuer cette tâche. La polymérase gamma commence par l'origine de réplication du brin lourd. Arrivé aux 2/3 de l'ADN circulaire, elle réplique le point d'origine du brin léger. Une seconde polymérase gamma vient synthétiser un nouveau brin léger à contre sens du brin lourd nouvellement formé.

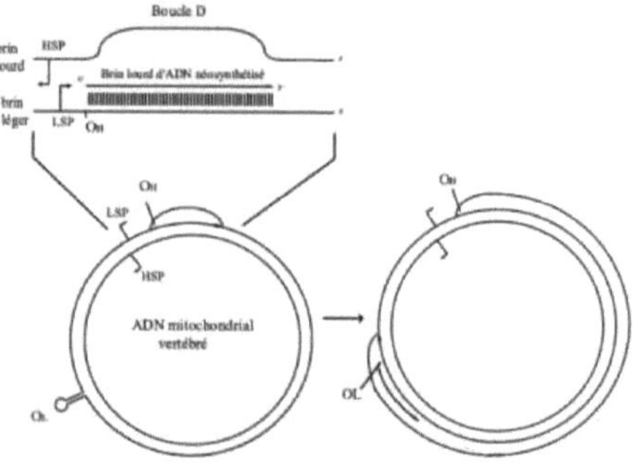

Illustration 2: Réplication de l'ADN mitochondriale [58]

1.4.3 La respiration cellulaire

Notre corps possède 10 milliards de mitochondries qui lui fournissent 90 % de l'énergie nécessaire [9]. Ce mécanisme indispensable est connu sous le nom de respiration cellulaire.

La respiration cellulaire repose sur le principe d'oxydo-réduction du glucose principalement (90 % des cas) mais aussi des lipides et des protéines. L'oxydo-réduction transfère des électrons pour aboutir à la synthèse d'énergie, plus précisément d'ATP. Dans les cellules, les électrons s'associent toujours à un proton, formant ainsi un atome d'hydrogène. Ces atomes d'hydrogène (H) sont transportés par des coenzymes dérivés de la niacine*, les NAD. Les différentes étapes de la respiration consistent, à partir du glucose, à fabriquer des NAD+H en grand nombre pour acheminer les électrons vers une cascade de réactions aboutissant à la fabrication d'ATP.

Ce phénomène physiologique se déroule en trois étapes :

✫ La première appelée la glycolyse est une réduction du glucose ($C_6H_{12}O_6$) en neuf étapes aboutissant à la formation de deux molécules de pyruvate ($C_3H_3O_3$). Durant cette première étape, 6 hydrogènes sont libérés et pris en charge par des coenzymes NAD. Le pyruvate traverse ensuite les deux membranes de la mitochondrie, par l'intermédiaire de l'enzyme perméase et est réduit à l'entrée de la matrice. Réduction du pyruvate en acétate : $C_3H_3O = CO_2 + C_2H_3O$

L'acétate est ensuite combiné avec le coenzyme A, un dérivé de vitamine B ce qui aboutit à la formation d'acétyle-CoA. A cet instant, débute la seconde étape de la respiration [10].

✫ La seconde étape appelée cycle de KREBS (découverte par Hans Adolf Krebs en 1930) porte aussi le nom de cycle de l'acide citrique. En effet l'acétyle-CoA va donner une molécule de citrate (forme ionique de l'acide citrique) en se combinant avec de l'oxaloacétate. C'est la première des huit étapes de ce cycle. À chacune des étapes suivantes, des atomes d'hydrogènes sont retirés de la molécule et pris en charge par des coenzymes NAD et une FAD. Au bout des sept étapes successives, est obtenue une accumulation de NAD+H et une nouvelle molécule d'oxaloacétate qui permet de recommencer un nouveau cycle [10].

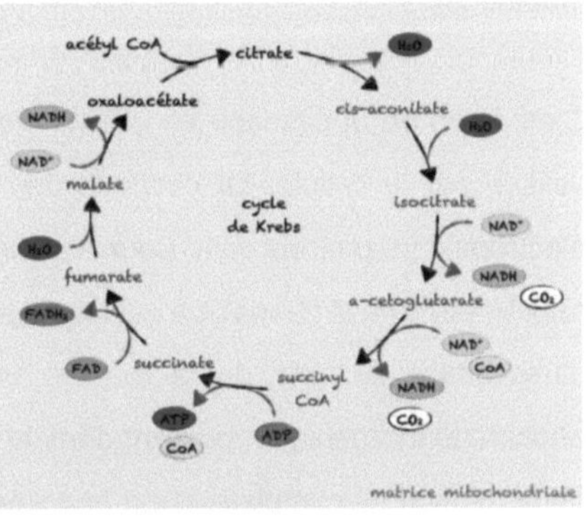

Illustration 3: Cycle de KREBS [59]

La dernière étape, aboutit à la fabrication d'ATP est nommée phosphorylation oxydative. Les NAD+H transportent les hydrogènes jusqu'à la membrane interne des mitochondries, au niveau d'une chaîne de complexes protéiques qui sont au nombre de 5. Le dépôt des hydrogènes se réalise au niveau du complexe 1. Il dissocie les électrons qu'il va transmettre aux complexes 2&3 et il évacue les protons restants dans l'espace inter-membranaire. Pour passer d'un complexe à un autre les électrons utilisent des coenzymes mobiles (car hydrosolubles) de deux types : le coenzyme Q_{10} et des cytochromes c [8]. Les complexe 2&3 utilisent le même fonctionnement. Le complexe 4 obtient un électron très pauvre en énergie, il le combine alors avec l'un de ses protons et deux atomes d'oxygène mais cette fois-ci dans la matrice [8].

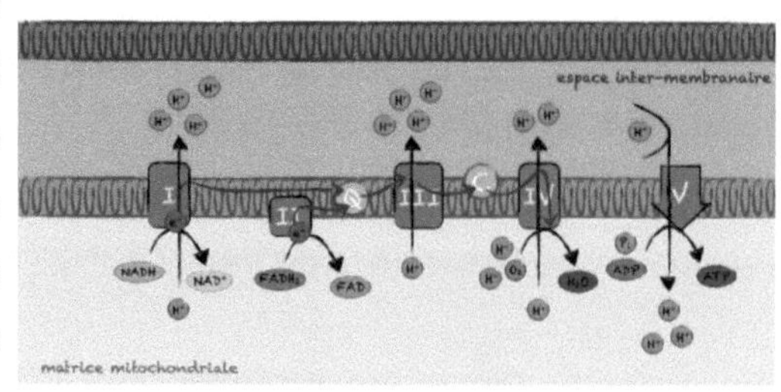

Illustration 4: Phosphorylation oxydative [59]

C'est la fin de la cascade en chaîne, l'eau obtenue est appelée eau métabolique et sera utilisée par la cellule. La cascade des électrons permet d'obtenir plusieurs protons par électrons. Les protons vont, pour rétablir un équilibre osmotique, passer par le complexe 5 appelé enzyme ATPase. Ce passage provoque une rotation de l'enzyme et a pour effet d'assembler du côté de la matrice une molécule d'adénosine-di-phosphate avec un phosphate inorganique, présent dans le liquide matriciel donnant ainsi de l'ATP. L'énergie de la rotation du complexe 5 est "stockée" dans la liaison avec le phosphate inorganique, il suffira aux cellules de casser cette liaison pour libérer de l'énergie [10].

1.4.4 Source d'oxygène pour la respiration

L'oxygène nécessaire au captage de l'électron du complexe 4 du processus respiratoire est acheminé par les érythrocytes. La fabrication des globules rouges est majoritairement réalisée dans la moelle osseuse rouge, c'est l'érythropoïèse, et elle est stimulée par une hormone rénale, l'érythropoïétine [11]. Chaque érythrocyte a une durée de vie de 120 jours. La caractéristique principale de cette cellule est sa concentration en hémoglobine et l'absence de noyau. Cette molécule est formée de deux parties distinctes : l'hème et la globine .

L'hème est une structure atomique regroupée autour d'un Fe^{2+} c'est par ce fer que les liaisons réversibles avec un atome d'oxygène sont possibles. La globine est un assemblage de 4 chaînes protéiques groupées par deux, les protéines alphas et bétas. Chacune de ses protéines est liée à un hème. Une molécule d'hémoglobine peut transporter 4 atomes d'oxygènes des poumons aux cellules de l'organisme qui l'utilisera pour la respiration cellulaire [12].

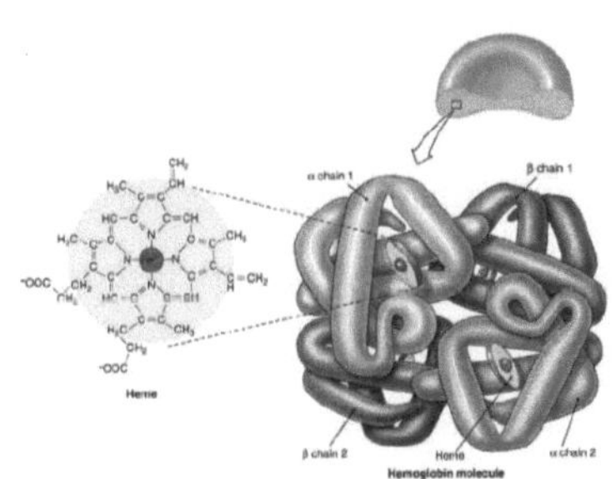

Illustration 5: L'hémoglobine [60]

Une défaillance dans la fonction des globules rouges et/ou de l'hémoglobine se traduira par une anémie et une diminution de l'apport d'oxygène aux mitochondries, aboutissant à une asthénie.

Les mitochondries et les érythrocytes n'ont d'utilités pour la distribution énergétique que si le glucose est présenté aux cellules de l'organisme.

1.4.5 Source de glucose pour la respiration

La partie suivante décrit de manière très synthétique l'apport du glucose aux cellules de l'organisme. Le glucose, indispensable à la réalisation de la respiration cellulaire n'est synthétisé que par les êtres vivants du règne végétal, par le processus de photosynthèse [10]. Les êtres humains, pour subvenir à leurs besoins énergétiques, doivent consommer ces végétaux. Le glucose est présent dans les aliments sous forme complexes nommée glucides. Ces glucides sont majoritairement des fibres (amidon). Les amidons sont cassés en molécules de maltose au moment de la mastication par l'enzyme amylase. Ils traversent ensuite l'œsophage puis l'estomac. Dans le duodénum, le maltose est à son tour dégradé par l'enzyme maltase, en deux molécules de glucose [13] qui sont directement absorbées par les cellules de la muqueuse duodénale. Se retrouvant dans le sang, ils sont pris en charge par un transporteur pour être acheminé à toutes les cellules de l'organisme. L'entrée dans les cellules est régulée par une hormone pancréatique, l'insuline [11,13,14]. Pour que le récepteur à l'insuline fonctionne, il est indispensable de lui apporter du magnésium (Mg^{2+}) [14]. Une fois dans la cellule, le glucose est pris en charge pour être transformé en pyruvate lors de la première étape de la respiration.

Des anomalies dans la production des enzymes salivaires, duodénales, membranaires, des transporteurs, dans le fonctionnement pancréatique, dans le métabolisme du magnésium pour ne citer qu'eux auront un impact sur la distribution du glucose.

Toutes les modifications ou les perturbations des cycles de la mitochondrie, de l'expression de son ADN ou de l'apport en oxygène et en glucose auront un impact direct sur la capacité énergétique de l'organisme. C'est le cas des traitements anti VIH.

2. L’asthénie médicamenteuse : cas d’un traitement VIH

<u>*2.1 Focus sur le VIH*</u>

<u>*2.1.1 Le cycle de réplication du VIH*</u>

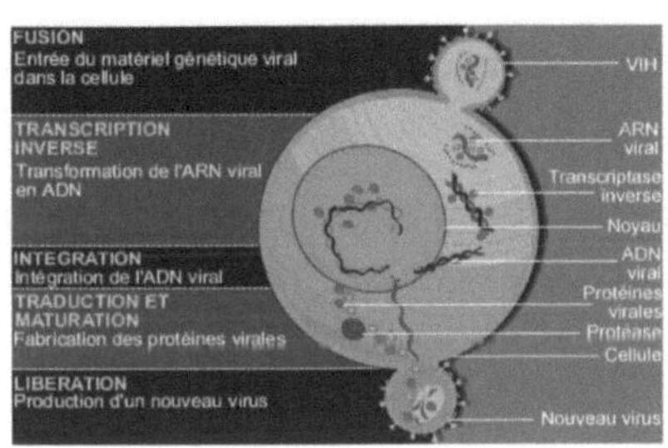

Illustration 6: Cycle de réplication virale [61]

Le cycle de réplication virale se déroule en 5 étapes [15].

Le VIH se fixe sur les cellules possédant un récepteur CD4 (cluster de différenciation 4) et CCR5 par des glycoprotéines 120 & 41 [9,15]. Les cibles du VIH sont des cellules monocytaires (monocytes & macrophages), des cellules souches hématopoïétiques, des thymocytes, des microglies et des lymphocytes T CD4 [10,16]. La rétrotranscription est réalisée par l’enzyme virale (p66), la transcriptase inverse, elle crée de l’ADN proviral à partir de l’ARN viral. L’intégration est l’étape prenant en compte le déplacement de l’ADN proviral du cytoplasme à l’intérieur du noyau, ainsi que son intégration dans l’ADN de la cellule hôte par l’enzyme intégrase ou (p32). La production de nouveau virus nécessite une protéine virale (p10 ou protéase) pour synthétiser les glycoprotéines gp 41 & gp 120 qui constituent l’enveloppe virale (1 à 10 milliards de copies par jours) [17]. La sortie de la cellule hôte se fait par bourgeonnement [18].

<u>*2.1.2 Les difficultés du traitement VIH*</u>

Le VIH rend la tâche difficile à notre organisme de part sa capacité de variation antigénique importante, par sa capacité de latence et enfin par ses trois cellules cibles : les macrophages, les microglies et les lymphocytes T auxiliaires.

2.2 Le fonctionnement du GENVOYA®

Pour parvenir à empêcher la réplication virale la pharmacologie dispose aujourd'hui de plusieurs classes de molécules. Elles sont capables d'intervenir à différentes phases de la réplication virale, empêchant ainsi la production de nouveaux virus. Les traitements actuels sont dans la majeure partie des cas, une combinaison de 3 molécules choisies parmi 7 classes selon les caractéristiques du patient (capacité d'observance, avec le moins d'effets secondaires, hypersensibilité, interactions médicamenteuses si autres pathologies, grossesse) [19].

Le médicament GENVOYA® est une trithérapie utilisée pour le traitement du VIH. Il contient trois substances actives et un agent pharmacocynétique [20] : (voir la notice en annexex 1).

- L'élvitégravir : il s'agit d'un inhibiteur d'intégrase. Il empêche l'enzyme p32 d'intégrer l'ADN viral à l'ADN de l'hôte, contrant ainsi la formation d'ADN viral.
- Le cobicistate : agent pharmacocynétique qui ralentit la dégradation de l'évitégravir par l'organisme, augmentant ainsi sa demie vie et son efficacité et permettant une seule prise par jour.
- L'emtricitabine : c'est un inhibiteur nucléosidique de la transcriptase inverse. Il bloque l'activité de l'enzyme p66 qui ne peut plus transcrire l'ADN viral.
- Le ténofovir alafénamide : c'est un inhibiteur nucléotidique de l'enzyme p66.

Cette association de molécules a pour but de diminuer la quantité de virus présent dans le sang pour arriver à un statut virologique dit indétectable (les méthodes classiques ne décèlent plus de trace viral dans le sang). Cela permet aux Lymphocytes T CD4 d'augmenter leur nombre pour atteindre le seuil normal d'une personne séronégative afin de récupérer une immunité fonctionnelle et d'éviter les maladies opportunistes. Ce seuil est fixé à 500 μgL^{-1} de sang [15].

2.3 Inhibiteur de transcriptase et asthénie

Dans le cas du VIH, les mitochondries sont impactées par les molécules appartenant à la classe des inhibiteurs nucléosidique ou nucléotidique de la transcriptase inverse (INTI). Ce sont des molécules très proches des nucléosides* naturels. La seule différence se situe au niveau de leur extrémité 3' où il manque le groupement OH servant à la liaison entre nucléoside. Ils agissent au moment de la rétro-transciption de l'ARN viral en se positionnant en bout de chaîne. Par manque du groupement OH l'enzyme virale, la transcriptase, ne peut pas lier les nucléotides du nouveau brin d'ADN viral en cours de fabrication avec l'inhibiteur. En conséquence, la réaction de transcription est immobilisée, et le cycle viral est interrompu.

Cet inhibiteur nucléosidique traverse facilement la paroi mitochondriale et agit de manière similaire sur la polymérase gama lors de la réplication de l'ADN mitochondrial [21]. Il en résulte une diminution de la quantité d'ADN circulaire. Cet ADN est indispensable pour la synthèse de protéines intervenant dans le cycle de Krebs et dans la fabrication des cinq complexes de la cascade d'électron. Cette déficience en protéine se traduit par une diminution de l'ATP synthétisé.

Les recherches *in vitro* sur les effets secondaires des INTI emitricitabine et ténofovir alafénamides montrent que l'impact sur la toxicité mitochondriale est très inférieur à celui leurs prédécesseurs [22]. Toutefois ce phénomène est encore présent.

2.3.1 Le lactate, l'énergie de second choix

Découlant de cette inhibition, une autre source de fatigue va s'additionner à la diminution de l'ATP. L'inhibiteur bloque les deux dernières étapes de la respiration se réalisant dans la mitochondrie. La glycolyse continue de se réaliser avec pour conséquence une accumulation de pyruvate dans le cytoplasme. Ne pouvant plus être transporté dans la mitochondrie, il va être réduit (ajout de 2 électrons) pour créer de l'acide 2-hydropropanoïque ($C_3H_6O_3$) plus connus sous la dénomination d'acide lactique. Cet acide, instable dans l'organisme, va devenir du lactate ($C_3H_5O_3$) [23]. Cette transformation est réalisée par l'enzyme l'actico-deshydrogénase (LDH) [24] et est réversible.

Autrement dit, le lactate peut servir de source énergétique dans 80 % des cas, soit par oxydation qui recrée du pyruvate ou par néoglucogenèse (20 %) dans le foie (70 % de la néoglucogenèse des lactates) les reins et le myocarde (30 %). La production de lactate est un phénomène normal pour les tissus à fort besoin énergétique : ces organes sont les muscles, le foie, le cerveau et l'intestin. Dans les autres cellules, elle découle d'un mauvais fonctionnement mitochondrial ou d'une hypoxie. Dans ce cas de figure les lactates sont transportés dans le plasma par des monocarboxylates* pour les acheminer au foie. Le taux de lactate dans le sang, la lactémie, est considéré comme normal entre 0,5 et 1,5 $mmol.L^{-1}$ [24]. Au-delà de ce seuil, l'hyperlactémie est diagnostiquée. Le foie, qui est le principal transformateur de lactate en énergie fonctionne à plein régime à une concentration de 5 $mmol.L^{-1}$ de lactate sanguin [20]. Passé ce seuil les médecins parlent d'acidose lactique, à ce stade le pronostic vital est engagé et nécessite une hospitalisation immédiate.

Les lactates sont une source d'énergie bien moins productive que la respiration. Dans la mitochondrie un pyruvate aboutit à la formation de 36 à 38 ATP, alors qu'un lactate en fourni 6 dans le foie [24]. En plus de ce travail supplémentaire le foie continue son rôle de métabolisation, ce qui risque de favoriser une surcharge hépatique accentuant encore plus la sensation de fatigue générale de l'organisme.

2.4 Inhibiteur d'intégrase et asthénies

Les inhibiteurs d'intégrase sont des molécules empêchant l'ADN viral de s'insérer dans le génome de la cellule hôte. Les effets iatrogènes de l'élvitégravir sont recensés chez 9,6 % des patients et sont majoritairement des nausées, vomissements, malaises, manque d'énergie et fatigue [25]. Cette molécule agit sur l'hémolyse. En augmentant la concentration plasmatique de Ca^{2+} elle active une cascade de réaction aboutissant à la destruction des érythrocytes [26]. Ces cellules représentant à elles seules 10 % des cellules de l'organisme, sont au nombre de 30 trillions et représentent un volume d'environ 2 litres. Ayant une espérance de vie comprise entre 100 et 120 jours, il faut en remplacer 200 billions chaque jour, soit un volume de 20 ml [27].

L'apoptose des érythrocytes est initiée par la synthèse de prostaglandine E_2* qui active l'entrée de Ca^{2+}, dans la cellule par des canaux ioniques non sélectifs [27]. Cette modification électrolytique entraîne deux réponses cellulaires. La première est une destruction du cytosquelette provoquant un rétrécissement cellulaire. La seconde est la migration de phosphatidylsérine* vers la surface membranaire [26]. Ce déplacement à la surface membranaire permet une reconnaissance des érythrocytes par les macrophages présents dans le foie et la rate [28] qui vont détruire les cellules. La destruction se réalise en trois étapes, la première consiste à détruire les protéines cellulaires constitutives du cytosquelette. La seconde à stocker le fer dans les macrophages ou à le recycler dans le processus de l'erythropoïèse. Troisièmement les hépatocytes dégradent l'hème (constituant de l'hémoglobine) en bilirubine qui sera expulsée dans le duodénum par la vésicule biliaire [28]. Les effets hémolytiques de l'élvitégravir sont significatif à une concentration de 1,5 µg/ml de sang. Le GENVOYA en contient 150 mg ce qui correspond à une concentration plasmatique de 2,3 µg/ml de sang [26]. L'effet de l'élvitégravir sur la quantité d'erythrocytes augmente fortement les risques d'anémie hémolytique.

L'augmentation de la calcémie n'est pas le seul facteur intervenant dans l'hémolyse. Le stress oxydatif ainsi que la déshydratation (augmentation de la concentration d'élvitégravir) ont un effet stimulant sur l'apoptose des erythrocytes. Inversement la dopamine et l'épinéphrine ont une action inhibitrice de la perméabilité membranaire du calcium et donc une diminution de l'hémolyse [27].

2.4.1 Anémie hémolytique, fatigue et recyclages

Les érythrocytes apportent l'oxygène aux cellules de l'organisme pour qu'elles puissent réaliser, au sein des mitochondries, le processus de respiration aboutissant à une libération d'énergie. L'élvitégravir diminue le nombre de ces cellules sanguines, le rendement des mitochondries est donc impacté et un manque d'énergie général est ressenti. Il faut ajouter à ce problème une activité plus importante du foie pour recycler l'hème en bilirubine. Cette sollicitation supplémentaire augmente la charge hépatique et nécessite un surplus d'énergie qui n'est plus disponible pour l'organisme.

Les effets iatrogènes des trithérapies ne s'arrêtent pas au métabolisme, mais impactent aussi le psyché avec des répercussions physiologiques.

3. Asthénie psychologique et synaptique

3.1 VIH & psychologie

Dans la société actuelle, bien que le VIH soit de mieux en mieux connu et que les droits des homosexuels aient considérablement avancés, les séropositifs, doivent en plus de leur maladie, affronter de nombreux défis. Les facteurs économiques et sociaux, l'isolement, la discrimination, les conflits familiaux [29], la stigmatisation, la perte de soutien familial et de leurs amis [30], ainsi que les contraintes fonctionnelles imputées aux traitements [31], sont des sources d'apparition de troubles psychiatriques [32]. En plus de tout cela et en premier lieu, il ne faut pas négliger le choc post-traumatique de l'annonce de la maladie et/ou de la prise médicamenteuse journalière à vie [29].

Le docteur Giorgio Enrico Maccaferri [32] explique que la séropositivité entraîne deux fois plus de dépression que chez des sujets séronégatifs. Il a aussi montré que lorsqu'une trithérapie est nécessaire le pourcentage de dépressions était de 63 % (36 % en dépressions majeures et 27 % en dysthymie*). La dépression est un stade avancé de la maladie psychologique, elle est précédée par l'anxiété, l'anhédonie et la mélancolie [30,31]. Bien que moins grave, ces états prédisposant à la dépression impactent considérablement la santé mentale qui est essentielle à une bonne santé physique [29].

3.2 Somatisation et circuits neuronaux

La somatisation des humeurs négatives induit une diminution cognitive [31] des circuits neuronaux du striatum ventral* et du noyau caudé* [33]. Ces zones cérébrales sont d'une grande importance pour la santé mentale, la gestion des émotions et donc pour l'estime de soi.

La dépression, l'anxiété, les pensées négatives, diminuent l'activité du striatum ventral. L'effet direct de cette sous-activité est une chute de la réponse hédonique. Elles entraînent aussi une diminution de l'activité du noyau caudé, responsable du renforcement comportemental. Ces deux dysfonctionnements sont les causes de l'émoussement affectif généralisé, d'une diminution des capacités de renforcement positif, de désir ainsi que de la mémoire du désir, d'une baisse de motivation, d'anticipation et donc du circuit de la récompense [33]. Tous ces fonctionnements psychiques sont gérés par la voie dopaminergique utilisant deux neurotransmetteurs ; la dopamine et la noradrénaline [11]. L'hypoactivité dopaminergique des structures sous-corticales du striatum ventral et du noyau caudé, à l'image de la recapture, diminue la quantité de neurotransmetteurs au niveau synaptique.

La recapture de la noradrénaline [29] ainsi que de la dopamine [33] joue un rôle dans la dépression et l'anxiété. Cette hypoactivité dopaminergique et noradrénergique induit une diminution de l'activité de l'organisme et des signes de fatigue généralisée [34].

3.2.1 Les catécholamines et leur synthèse

La dopamine et la noradrénaline font partie du groupe des catécholamines*. La synthèse de ces substances nécessite la présence de plusieurs facteurs tels que [34] :

- La phénylalanine et la tyrosine, deux acides aminés qui sont les principaux précurseurs.
- L'acide folique qui intervient dans le mécanisme des monoamines et stimule la S-adénosylméthionine (augmentation du taux de dopamine et de noradrénaline).
- La vitamine C, les vitamines du groupe B (1, 6 & 12) ainsi que le magnésium et le cuivre, qui permettent la stimulation enzymatique dans les chaînes de transformation des catécholamines. Cela permet d'aboutir à la synthèse d'épinéphrine, indispensable à la gestion énergétique de l'organisme.

3.2.2 Épinéphrine et la gestion énergétique

Ce neurotransmetteur aussi appelé adrénaline est synthétisé à partir de noradrénaline, elle-même issue de la transformation de la dopamine. Elle permet l'augmentation de la glycémie en activant la glycogénolyse*, la gluconéogénèse* et la lypolyse* et elle inhibe la glycogénogenèse* et la lypogenèse*. De plus elle a une action sympathicomimétique* complémentaire accélérant le rythme cardiaque pour apporter une plus grande quantité d'oxygène indispensable à l'oxydation du glucose dans les mitochondries [35].

La diminution d'épinéphrine induit directement une diminution de l'énergie pour l'organisme en diminuant la quantité de glucose disponible.

De manière très simple, les états d'anxiété, de pensées négatives, de dépression liée aux difficultés engendrées par la séropositivité ont des conséquences somatiques asthéniques non négligeables, bien que n'impactant pas directement la synthèse de l'épinéphrine. Elles diminuent la quantité et les effets de la dopamine et de la noradrénaline précurseurs de l'adrénaline, et de ce fait influent sur la gestion énergétique de l'organisme.

Parler d'asthénie sans évoquer le sommeil et ses facultés de récupération est difficile. Cette capacité de « mise en veille » de l'organisme est due à l'un des nombreux rôles d'un autre neurotransmetteur, la sérotonine.

3.3 La sérotonine et ses fonctions

La sérotonine (5-hydroxytryptamine) est issue de l'acide aminé tryptophane suite à deux transformations ; la première en 5HTP par l'enzyme tryptophane hydroxylase puis par une seconde enzyme, la 5HTP décarboxylase [36]. Sa synthèse est effectuée à 80 % dans le tractus digestif et 20 % dans le cerveau, plus particulièrement dans les noyaux raphés* [37]. La quantité de sérotonine est synthétisée le jour et est directement liée à l'activité physique ainsi qu'à la quantité de tryptophane issue de l'alimentation [38]. Le neurotransmetteur ne peut passer la barrière hémato-encéphalique, seul son précurseur en est capable. Pour passer la barrière hémato-encéphalique, le tryptophane est en concurrence directe avec la tyrosine et la phénylalanine qui utilisent les mêmes transporteurs membranaires [39]. Pour maintenir un taux suffisant de sérotonine il est important que le tryptophane soit présent en grande quantité. En effet les autres acides aminés sont « prioritaires » par rapport à lui, limitant ainsi la production de sérotonine [40].

La sérotonine a de nombreux effets périphériques et centraux [39,41,42]:

- La régulation du moral et son influence sur l'anxiété et la dépression.
- Le contrôle de l'appétit et du transit, un faible taux de sérotonine pousse à une consommation d'hydrate de carbone. Il diminue aussi la quantité de calcium cellulaire et ralenti le péristaltisme, provocant une digestion lourde pouvant aller jusqu'à la constipation.
- La régulation de la libido, le taux de sérotonine est inversement proportionnel au désir.
- Le contrôle de la douleur, comme messager des récepteurs nociceptifs.
- Le contrôle de la température corporelle. L'hypothalamus intervient dans la thermolyse par un réseau neuronal sérotoninergique.
- Elle permet l'adaptation par la modulation de l'activité des autres médiateurs grâce à plus de 14 récepteurs prè-synaptiques et post-synaptiques.
- La régulation du sommeil en association avec la mélatonine et le cortisol.

3.3.1 La sérotonine et le sommeil

Le sommeil est un état d'inhibition de l'éveil avec lequel il est en alternance constante. Ce cycle circadien est orchestré par l'hypothalamus, plus précisément par les noyaux suprachiasmatiques* qui sont le centre de la gestion du sommeil et de l'horloge biologique [43]. Au crépuscule, la mélanopsine* des cellules ganglionnaires de la rétine transforment les informations de variation lumineuse aux noyaux suprachiasmatiques. Ces derniers demandent à l'hypotalamus de stopper la synthèse de sérotonine des noyaux raphés et de stimuler celle de mélatonine dans la glande pinéale. Pour ce faire, l'épiphyse à besoin de deux neurotransméteurs. En premier lieu de la noradrénaline qui va stimuler la synthèse de mélatonine ($C_{13}H_{16}N_2O_2$) et en second lieu de la sérotonine fabriquée durant la journée qui en est le précurseur [44].

L'arrêt de la sécrétion de sérotonine ainsi que la synthèse de mélatonine entraîne le début du sommeil et l'endormissement [36,43]. les sources de lumière bleue stoppent la fabrication de mélatonine et retardent l'endormissement.

La sérotonine a aussi un effet sur le sommeil paradoxal. Ce sommeil moins long en fin de nuit permet notamment le tri des informations dans le néocortex. Ce tri soulage l'esprit des informations non essentielles et allège son travail le rendant plus efficient [43]. À l'aurore, l'augmentation de la luminosité entraîne une augmentation de la synthèse de sérotonine qui participera à l'éveil en association avec le cortisol.

3.4 Le cortisol et son rôle dans la fatigue

Le cortisol est une hormone surrénalienne fabriquée en masse au petit matin pour une activation rapide de l'organisme, lui permettant de se réveiller et de se maintenir dans un état d'activité durant la journée. Le cortisol, aussi appelé hormone du stress en raison de sa capacité à maintenir le corps en alerte commence à être synthétisé après seulement dix minutes d'éveil et cela même en absence de luminosité. Durant le temps de sommeil, des micros réveils rythment l'alternance entre plusieurs cycles, c'est à ces moments précis que l'organisme peut se réveiller ou continuer son état de veille [43]. Chez les personnes déprimées les études montrent une augmentation du nombre de ces micros réveils. Pour les séropositifs les sources de stress et d'angoisse (cf VIH & psychologie) sont constamment présents, dans les rêves, les pensées. Si lors de ces micros réveils les angoisses maintiennent le cerveau en état de pensée, la synthèse de cortisol commence et prépare l'organisme pour une journée d'activité, c'est l'insomnie [43]. En stoppant net le cycle du sommeil, la fatigue s'accumule, les décharges émonctorielles réalisées par le foie et les reins ne se font pas entièrement, et la journée suivante nécessitera plus d'énergie.

En plus de ces facultés de récupération, le sommeil permet la synthèse d'hormones indispensable à la gestion des sucres et donc de l'énergie. Lors d'un manque de sommeil, l'organisme synthétise de la ghréline. La conséquence est une augmentation de la faim, pour couvrir les besoins supplémentaire nécessaire à cet état d'éveil prolongé. Les personnes cherchant à trouver le sommeil à l'aide d'écran ou celles voulant repousser ce moment, empêchent leur épiphyse de fabriquer la mélatonine nécessaire et maintiènne leur production de cortisol. Cette sur-stimulation de l'appétit est en partie responsable de l'accumulation de graisse au niveau abdominal que de nombreux séropositifs sous traitement constatent, mais elle favorise aussi la résistance à l'insuline [43].

Si les antirétroviraux sont très efficaces sur les organes périphériques ils éprouvent des difficultés à passer la barrière hémato-encéphalique contrairement au VIH pour qui cela ne pose aucun problème.

4 VIH, GENVOYA® et système nerveux central

Le VIH à la capacité de traverser la barrière hémato-encéphalique peu de temps après l'infection. Dans le cerveau il s'intègre dans les neurones qui deviennent des réservoirs viraux, et il s'attaque aux cellules immunitaires cérébrales, les microglies, qui possèdent les récepteurs CD4 et CCR5. Bien que cette barrière soit très sélective, les scientifiques ne sont pas encore certains de la méthode employée, ils soumettent deux hypothèses. La première est le passage de monocytes et/ou de lymphocytes infectés. La seconde est un passage paracellulaire dans les vésicules des cellules endothéliales. La prolifération cérébrale du VIH entraîne l'apparition de pathologies telles que des poly-neuropathies, des myélopathies et des encéphalopathies à VIH. L'apparition des trithérapies hautement actives (HAART) a permis une diminution de 50 % de ces pathologies. L'efficacité de ces traitements dépend de la capacité des molécules à traverser la barrière hémato-encéphalique [45].

Le GENVOYA® contient trois molécules actives contre le virus. Les recherches internationales utilisent un système de classement des molécules à trois palliers pour classer les molécules actives en fonction de leur capacité à se retrouver dans le liquide rachidien. Ces trois paliers sont nommés faible, intermédiaire et fort. Le ténofovir a une pénétration faible, sa concentration dans le liquide rachidien correspond à 3 % de la concentration plasmatique au bout de 4 heures. L'emitricitabine est indiquée comme intermédiaire en perméabilité de la barrière hémato-encéphalique, et sa concentration dans le liquide rachidien équivaut à 10 % de la concentration plasmatique. L'elvitégravir a lui aussi une capacité de pénétration noté comme étant intermédiaire, bien qu'il soit une petite molécule lipophille suggérant un bon passage [45–47]. Les microglies sont les cellules immunitaires du système nerveux central. Elles protègent et nettoient par phagocytose les déchets et débris cellulaires tout en libérant des facteurs pro et anti-inflammatoire. En 2014 des chercheurs de l'université de Paris ont mis en évidence des contacts entre les microglies et les synapses ainsi que la libération de médiateurs influençant l'activité synaptique [48].

L'efficacité relative du GENVOYA® au niveau cérébral peut impacter l'activité microgliale et de ce fait l'activité neuronale en plus de l'effet sub-inflammatoire liée à l'infection. L'activité neuronale des neurotransmetteurs, dopamine, noradrénaline, épinéphrine et sérotonine sont statistiquement influencés, et voient leur efficacité affectée.

5 Les traitements allopathiques de l'asthénie

En médecine allopathique, les solutions à l'asthénie médicamenteuse ne sont pas spécifiques. La difficulté du diagnostic pour identifier une source est très complexe quand il ne s'agit pas d'une pathologie spécifique générant de la fatigue. Les axes thérapeutiques sont les suivants :

La médication, est utilisée pour [49] :

- Lutter contre les troubles du sommeil avec des somnifères, des anxyolytiques, du L-tryptophane.
- Lutter contre la fatigue en prescrivant des psycho-stimulant, des stimulants de dopamine, de la cyanocobalamine.
- Lutter contre les états anxieux et dépressifs par l'utilisation d'inhibiteurs de la recapture de la sérotonine, ainsi que des antidépresseurs.

En officine les pharmaciens peuvent utiliser lorsqu'il n'y a pas de prescription médicale [48]:

- Des reconstituants comme les vitamines, les minéraux, les oligo-éléments et les acides aminés.
- Des psychostimulants non amphétaminiques, dérivés de vitamine B1.
- La phytothérapie et L'homéopathie.

Synthèse

L'asthénie médicamenteuse induite par la trithérapie GENVOYA® agit à deux niveaux. A moindre niveau sur l'activité mitochondriale en inhibant la synthèse protéique nécessaire au processus de respiration cellulaire, mais aussi à un degré plus conséquent sur l'hémolyse. Les séropositifs sont aussi sujets à l'anxiété, voir à la dépression, qui sont des causes d'asthénie psychologique. Cette dernière agit sur l'encéphale en inhibant la synthèse de neurotransmetteurs comme la sérotonine, indispensable à la régulation du moral ainsi qu'au sommeil, mais aussi la dopamine et la noradrénaline, deux molécules nécessaires pour le circuit de la récompense et la distribution énergétique dans l'organisme. Le stress a aussi une action sur la synthèse de cortisol qui, couplé à un déficit en sérotonine favorise les insomnies. Si au niveau systémique le GENVOYA® est efficace, il éprouve cependant des difficultés à passer la barrière hémato-encéphalique, laissant le VIH provoquer des lésions à l'encéphale qui affecte le fonctionnement des neurotransmetteurs. Toutes ces causes cumulées sont autant de sources de fatigue.

Conclusion

Les deux sources d'asthénie décrites dans cette première partie s'auto-entretiennent. Par exemple, la prise de médication peut engendrer de l'anxiété diminuant la dopamine et l'épinéphrine, qui ont la capacité de réduire l'hémolyse provoquée par le GENVOYA®. Les insomnies liées au déficit en sérotonine et au cortisol ont des répercussions sur le travail émonctoriel, ce qui augmente la sensation de fatigue caractéristique de l'asthénie.

Au vu de ces données, est-il possible de contrer la fatigue liée à la trithérapie VIH dans le cadre d'un suivi naturopathique ?

Partie 2 : cas pratique suivant la méthode du COSPAS

6 Collecte des données

6.1 Objectif du consultant

Monsieur B aimerait un accompagnement pour contrer les effets indésirables engendrées par la prise de GENVOYA® utilisé pour traiter le VIH.

6.2 Données objectives

Ces données générales sont à corréler avec les observations faites pendant l'anamnèse. Les caractéristiques des groupes sanguins, les constitutions hippocratiques restent des concepts généraux.

6.2.1 Présentation de M.B.

Monsieur B est âgé de 38 ans (né en 1980). Il mesure 1m77 pour 70 kg. Son IMC est de 22,34 ce qui correspond à un indice de masse corporelle normal. Homosexuel célibataire, il n'a pas d'enfant. Son groupe sanguin est A+ (émotif, passionnel, besoin d'être rassuré, encouragé, hypersensible, sensible aux troubles hépatiques aux anémies et à la psycho-somatisation, digère difficilement les gandes quantité de protéines animales mais supporte les céréales) [51].

6.2.2 Examens cliniques

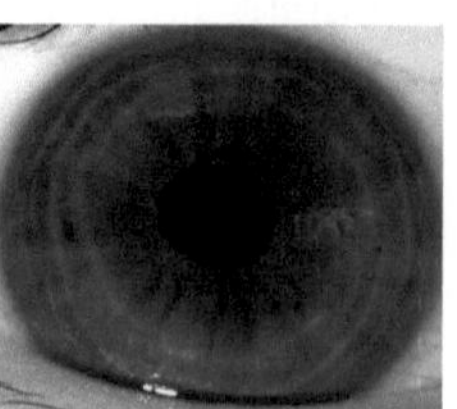
Illustration 7:Œil droit

L'observation des iris hématogènes (marron) montre une prédisposition du terrain plutôt alcaline ainsi qu'aux troubles du foie. Les fibres de la trame sont assez compactes ce qui indique une bonne vitalité. La collerette est étiolée ce qui laisse supposer que M.B est sensible au stress et aux angoisses. L'iris est parcouru de radii solari montrant une grande sensibilité nerveuse. Le détail des iris de M.B se trouve en annexe 12.

La peau de M. B présente une carnation halée sans problème apparent. Selon les constitutions hypocratiques il s'apparenterait aux bileux (silhouette sportive longiligne mâchoire carrée, articulations des mains dessinées, rigoureux, introverti, hypersensible : le foie est leur organe « faible »).

6.2.3 Examens médicaux

Les derniers examens datant du 26 juin 2018 montrent un hémogramme dans les normes. Les valeurs qui ont augmenté depuis la dernière analyse en décembre 2017 sont toutefois dans le bas de la norme. Le passage transitoire à l'ancienne trithérapie semble avoir permis aux érythrocytes d'augmenter leur nombre. Ils sont passés de 4,410 à 4,690 T/L pour une valeur de référence minimum de 4,600 T/L.

Seul le taux de la phosphorimétrie est en dessous de la norme, 17 $mg.L^{-1}$ (22 en décembre) pour une concentration normale comprise entre 25 et 45 mg.l.

L'analyse hématologique, biochimique et enzymatique de M.B figure en annexe 2.

6.3 Données subjectives

6.3.1 Historique des plaintes

Monsieur B est sous trithérapie VIH depuis novembre 2016. Son premier traitement (NORVIR® + TRUVADA® + PRESISTA®) est un traitement assez général ayant pour but de réduire la charge virale. Les effets secondaires ressentis sont fatigues et crampes d'estomac associées à un transit très rapide. En juillet 2017, son médecin traitant décide de le passer au GENVOYA®. Cette trithérapie en un comprimé lui occasionne des insomnies, de la fatigue, des pertes de mémoire, des ballonnements, un état dépressif léger. Il observe également une prise de masse graisseuse.

En février 2018, il reprend pour un mois son premier traitement, dans l'objectif de savoir si les effets secondaires sont liés au GENVOYA®. Au bout du mois test, et en l'absence de résultats significatifs, son médecin lui re-préscrit du GENVOYA® qu'il continue à prendre quotidiennement depuis lors. Pourtant Monsieur B ressent toujours les effets iatrogènes.

6.3.2 Histoire familiale

Lors de l'anamnèse, M.B mentionne “ne pas avoir de famille”. Les seules informations sont une mère et un beau père qui l'ont élevé. Il a évoqué brièvement un cancer (nodules) chez l'un de ses grands-pères.

Son éducation ne laisse pas la place à l'imagination ni à ses désirs d'enfant. Pour résumer son éducation, il utilise les mots “il faut faire ci, il faut faire ça”. Cette façon de pensée est encore très présente.

6.3.3 Histoire scolaire et professionnelle

A la suite de l'obtention de son baccalauréat économique & social, M.B s'oriente vers un BTS en apprentissage option « Tourisme & Loisirs » qu'il ne valide pas. Après un premier emploi d'assistant d'exploitation de 6 mois, il devient ambulancier. Il conserve cet emploi durant 5 ans.

Par la suite, sur la période de novembre 2006 à novembre 2009, il décroche 3 CDD successifs dans 3 entreprises différentes, lui permettant ainsi de cumuler un an et neuf mois d'activité.

A partir de 2009 il est salarié de PSA automobile comme conducteur essayeur puis agent de contrôle qualité pendant presque 2 ans. Il travaille également en grande surface pendant 9 mois en 2013, ainsi que comme réceptionniste dans un hôtel relais en mars 2014. En mai 2014, il intègre GEFCO, une entreprise de transport routier où il évolue sur 4 postes différents jusqu'en juin 2017. Il reprend ses études au GRETA dans le domaine du Tourisme et de l'animation locale à partir d'octobre 2017. Durant cette formation il se met beaucoup de pression, car il est perfectionniste.

Aujourd'hui, Monsieur B a crée sa micro-entreprise de création en support numérique et site internet.

6.3.4 Histoire de l'environnement de vie

Il déménage deux fois dans son enfance. Toutefois il réalise l'intégralité de ses études obligatoires à Saint Béron en Savoie. Adulte, Il déménage 11 fois, dont 6 imposés par ses différents emplois et 5 liées aux aléas de sa vie amoureuse.

6.3.5 Histoire personnelle sociale et émotionnelle

La vie amoureuse de monsieur B commence à l'âge de 20 ans par une histoire à distance suivis d'une rupture non désirée après 2 mois. Un an après, il déménage pour se rapprocher d'un autre homme, qui le trompe et rompt trois jours après son rapprochement géographique. Sa troisième relation avorte suite au décès de son partenaire. La relation suivante est hantée par le décès de son ex-compagnon et provoque la fin de leur histoire.

En octobre 2003, il rencontre un homme avec qui il entretient une relation de 16 mois qu'il décrit comme la plus épanouissante mais aussi la plus mortelle. C'est lors de cette relation qu'il est contaminé par le VIH. Selon ses mots cette relation l'a détruit. Pendant plusieurs années il a été en procès avec cet homme suite à la contamination. Il a obtenu gain de cause après plusieurs années. Aujourd'hui, et suite à l'activation du virus, il est de nouveau en procédure judiciaire pour aggravation. Ces procédures sont longues et contraignantes de par la nécessité de rendez-vous médicaux et d'analyse lui rappelant cette période de sa vie difficile. La fragilité psychologique de M.B est en partie due à cette situation : il n'aime pas parler du procès et n'a communiqué aucune date des procédures.

Se succèdent alors jusqu'en 2012, une série d'aventures se finissant au bout de quelques mois. Les causes de ruptures sont toutes liées soit au rejet du VIH de la part des partenaires soit à son état psychologique. M.B préfère rompre et "prendre les devant "par peur du rejet. Durant cette période de sa vie, il décrit 3 descentes aux enfers, toutes post rejet du VIH.

En 2012, il s'installe avec un de ses anciens amants qui l'avait rejeté à cause du VIH. Il définit cette relation de deux ans et demi comme stérile. Une rencontre en décembre 2015. Lui l'amène à une prise de conscience qui lui permet d'accepter la pathologie. À la suite de cette rencontre M.B se dit "libéré, délivré, vivant et semble enfin s'accepter".

D'un point de vue social, M.B bien que se considérant sociable, a peur des prises de contact et n'a pas d'amis proche de lui. Ses amis sont assez éloignés du fait de ses nombreux déménagements. Il se considère comme une personne maladroite et très timide en société ainsi que dans les relations avec les hommes. Il parle d'un blocage plus ou moins conscient en décrivant ces comportements.

Il préfère se plonger dans le travail par peur des interactions sociales. Monsieur B est une personne hypersensible. Il se voit comme quelqu'un d'autonome restant à l'écoute du monde sans se sentir obligé de faire ce dont il n'a pas envie. Il se considère "ni comme un mouton ni comme un berger".

6.3.6 Hygiène de vie

Concernant les addictions et autres aliments à cautions, monsieur B précise qu'il ne consomme jamais de sucre, ou alors du sucre roux non raffiné. Il boit du café uniquement en week-ends. Sa consommation est d'environ un litre sur cette période. Concernant l'alcool, il s'autorise un verre de saké en fin de semaine pour se détendre.

Il arrête la cigarette régulière petit à petit, en 6 mois. Aujourd'hui sa consommation est d'environ 2 cigarettes par mois. Il confie avoir fumé de l'herbe sur une période de 6 ans.

Les soirs, il s'endort sans difficultés toutefois il est systématiquement réveillé la nuit. Il éprouve de grandes peines à retrouver le sommeil suite à ses réveils nocturnes. De plus, il transpire abondamment entre minuit et 2 h du matin.

Lors de la formation, il se lève à 5 h tous les matins, pour avoir 2 h de temps pour lui avant de partir pour une heure de trajet. Durant sa journée, il n'a que le temps de midi de repos, mange souvent très vite et recommence à travailler. Les soirs, après l'heure de trajet de retour, il continue de travailler jusqu'à 21 h pour se coucher vers 22h30 / 23 h après avoir regardé un épisode de série télévisée. Il vit à ce rythme tout le temps de la formation soit sept mois, en dormant 5 h par nuit.

6.3.7 Histoire des activités physiques

M. B pratique de la musculation tous les matins (pompe abdos step) à un rythme intense sur une durée comprise entre 15 et 20 minutes. Progressivement, il abandonne lors de sa période de formation au GRETA. Il compte reprendre après la formation terminée. Il s'impose ce rythme hebdomadaire, car il veut garder la forme. Il confie ne pas être du genre à transpirer abondamment.

6.3.8 Histoire de la médication

Il est très peu sujet aux problèmes de santé dans sa jeunesse. Il subit une appendicectomie à l'age de 12 ans, suivit d'un abcès post opératoire. A 13 ans, il est hospitalisé pour une occlusion intestinale.

Monsieur B ne contracte aucune pathologie à part le VIH en 2005. Il est porteur sain jusqu'en 2016. La découverte de la prolifération du virus s'est faite à la suite d'un test annuel. Dès lors, une prise en charge médicale avec deux trithérapies successive est mise en place.

Il constate l'apparition d'effets iatrogènes :

Lors de la première trithérapie (NORVIR®+ TRUVADA ®+ PRESISTA®) : de la fatigue, un transit rapide et des crampes d'estomac.

Lors de la seconde trithérapie (GENVOYA®) : de l'insomnie, une grosse fatigue, des pertes de mémoire, de la dépression, du stockage de graisse et des migraines, des gaz, et quelques crampes d'estomac.

Aujourd'hui sa charge virale est indétectable. Il soigne actuellement ses migraines au paracétamol. Il est aussi sujet aux rhumes saisonniers. Il contracte la grippe durant l'hiver 2017.

6.3.9 Histoire alimentaire

Depuis sa prise de conscience en 2016 et notamment suite à la rencontre d'un médecin nutritionniste à la résidence de repos de Carpentras, Monsieur B s'oriente vers une alimentation qu'il qualifie de « japonaise ». Cette alimentation est selon lui basée sur une grande quantité de riz blanc associé à des légumes frais. Bien qu'il n'aime pas cuisiner il se force à préparer des plats. Ses repas ont un objectif nutritif et un léger rôle gustatif, il n'en tire pas de plaisir visuel. La consommation de viande est absente à l'exception de charcuterie dont il raffole. Il s'interdit le grignotage en évitant les tentations lors des achats. Il ne consomme des laitages que pour la confection de sauces.

Un tableau récapitulatif des repas de M.B figure en annexe 2.

Il y a une grande différence entre les propos de M.B et son alimentation. Ces informations ont été recueillies lors du second rendez-vous. Il consomme beaucoup d'aliments acidifiants (PRAL), tel que des protéines animales, du fromage, des fruits secs, ainsi que des aliments difficilement digestibles (FODMAP), comme des céréales raffinées, pains, pâtes blanches.

Les matières grasses utilisées sont d'origine végétale (olive ou sésame). Au petit déjeuner, il boit une tasse de thé vert et un bol de lait de riz avec un mélange type muesli (avoine, coco, mulberry, raisin).

Le détail de deux semaines de repas de M.B se trouve en annexe 3.

6.3.10 Histoire de son transit

Monsieur B va à la selle une fois par jour. Leur aspect est aléatoire. Il se plaint de fortes productions de gaz très odorants. Suite aux repas il éprouve le besoin de faire une sieste de 20 minutes, sinon il somnole. Il urine 2 à 3 fois par jour uniquement chez lui, les urines sont jaune claire.

7 Organisation des données

7.1 Continuum de M.B

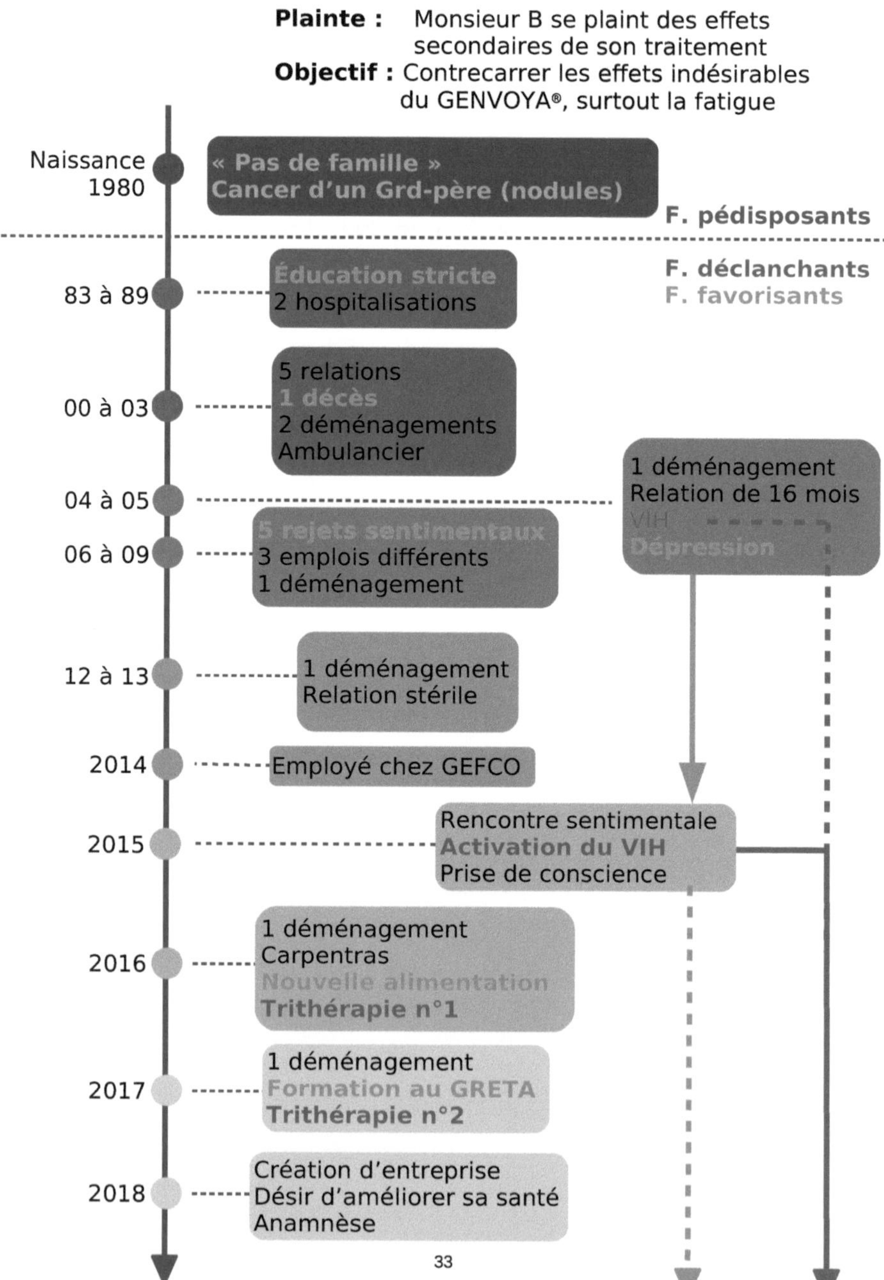

7.2 MAF **Monsieur B 38 ans**	**Plainte : Monsieur B se plaint des effets secondaires de son traitement**	**Objectif : Contrecarrer les effets indésirables du GENVOYA®, surtout la fatigue.**
Digestion Absorption Microbiote Mange rapidement FODMAP & PRAL +++ Café 1L / semaine, thé, Peu d'eau Somnolence après les repas Réveil difficile Fèces 1x/jr odorantes Gaz ++ et odorant Médicament peros	**Prédisposant** Éducation déménagement beaucoup de changements ---- **Déclanchants** VIH Trithérapie Anémie ---- **Favorisants** Ruptures Stress de la formation Dépression Alimentation	**Détoxication & Bio-transformation** Transpiration à minuit & 2 h, Insomnies Alimentation acidifiante, Réveil difficile post repas 1/2 citron dans 50 cl, Thé et 1L de café / semaine Peu d'eau Arrêt du sport Medicament peros
Équilibre psycho-émotionnel Ultra sensible Dépression mal être Peur de l'intégration sociale Solitude Pression professionnelle, Prend pas de temps, s'ennuie Asexualité		**Régulation neuro-hormonale** Stress Pression professionnelle Ordinateur FODMAP Anémie
Intégrité structurale Prise de graisse Arrêt du sport Ordinateur	**Processus inflammatoire & Surveillance immunitaire** VIH & Traitements Arrêt du sport	**Oxydo-réduction & Homéostasie** Formation Peu d'eau Arrêt du sport Traitement fatigue asthénie

8 Synthèse des informations

8.1 Synthèse au client

Monsieur B, vous venez me voir, car depuis la prise de GENVOYA® pour traiter le VIH vous êtes fatigué plus que d'habitude.

D'après les éléments évoqués, je remarque un parcours personnel très riche en événements associés au fait que vous vous imposez des objectifs et de la rigueur comme il vous l'a été inculqué dans votre enfance. Tout au long de votre vie, votre terrain s'est modifié sous l'impact des ruptures, du VIH, de votre alimentation, de votre anxiété et dernièrement du stress de votre formation et de votre nouvelle activité professionnelle. Mais c'est finalement au moment de la prise de trithérapie que la fatigue s'est manifestée.

Votre traitement actuel impacte la quantité de globule rouges indispensable au transport d'oxygène nécessaire à la fabrication d'énergie. Ce manque d'énergie est accentué par votre alimentation qui alourdi votre digestion. Cet alourdissement ralentit votre transit ce qui a pour conséquence une fermentation importante, responsable des ballonnements et une inflammation du tube digestif responsable des crampes digestives. Votre alimentation est très acidifiante, cette grande quantité d'acide organiques pénètrent dans votre sang et c'est à vos organes de nettoyage (foie, reins, peau) de les éliminer. Or depuis presque un an vous avez réduit considérablement votre activité physique diminuant le rôle de la peau dans ce domaine. Vos reins et votre foie, en plus du nettoyage habituel doivent évacuer les molécules liées au traitement mais aussi les acides issus de votre alimentation, les déchets du traitement et les déchets de l'hémolyse. Ceci demande une surconsommation d'énergie à votre corps. Les insomnies dont vous m'avez fait part vous empêchent de récupérer convenablement, en effet le rein et le foie et la peau travaillent beaucoup plus la nuit lorsque votre système nerveux est au repos, ce qui explique vos transpirations nocturnes. Le sommeil est régulé par une hormone, la mélatonine qui est fabriquée dans l'obscurité, or votre activité professionnelle et vos activités sont très liées aux écrans ce qui diminue fortement sa production. Bien dormir nécessite aussi un neurotransmetteur, la sérotonine. Elle est sécrétée en majeure partie dans les intestins qui sont, comme nous l'avons vu, malmenés. Elle est aussi responsable de l'anxiété si elle n'est pas assez produite par l'organisme. Je vous rappelle aussi que l'anxiété et le stress, quelle-qu'en soit leur cause ont pour effet de diminuer la production de neurotransmetteurs en partie responsables de la distribution du sucre dans votre corps. Ce sucre est lui aussi nécessaire à votre énergie. De plus l'hormone du stress, le cortisol, maintient le corps en activité et provoque des insomnies augmentant la fatigue physique et mentale.

Votre objectif est de surmonter la fatigue que vous ressentez en utilisant des moyens naturels. En tenant compte de cela, je vous propose de travailler sur trois axes. Et ce simultanément, car vous l'avez compris, ils interagissent les uns avec les autres.

• Le premier consiste à travailler sur votre alimentation en diminuant les sources d'acides et d'aliments fermentescibles pour libérer le transit, réduire l'inflammation et diminuer les gaz. Il conviendra aussi d'apporter les nutriments facilitant la fabrication de globules rouges.

• Le deuxième est de soulager le foie et les reins en les aidant à libérer les toxines accumulées.

• Le troisième consiste à travailler sur votre équilibre psycho-émotionnel pour diminuer l'anxiété, libérer de l'énergie et vous apporter un sommeil réparateur. Est-ce clair pour vous ?

8.2 Physiopathologie individualisée

Monsieur, B s'est présenté pour un accompagnement naturopathique de base scientifique avec l'objet de diminuer sa fatigue.

Il présente en effet des signes d'asthénie depuis la mise en place des trithérapies VIH, responsable d'une anémie hémolitique induite par un inhibiteur d'intégrase. L'anamnèse de monsieur B révèle une vie très active et mouvementée avec un système sympathique toujours en alerte, influencé par son éducation et son mode de vie. Le relâchement psychologique dont il a fait preuve fin 2015 a modifié ce fonctionnement en état de stress constant. La chute d'activité du système sympathique laissant une porte d'entrée à la réplication virale ainsi qu'a ses complications. La fatigue et les autres troubles ressentis par M. B peuvent être expliqués et maintenus par différents facteurs ; l'anémie causée par le traitement mais aussi par l'alimentation, le stress, l'anxiété, sa capacité d'élimination, son éducation, pour lesquels des solutions naturopathiques peuvent être envisagées.

L'homéodynamie étant perturbée, apparaissent des signes et symptômes qui sont le reflet de déséquilibres physiologiques fondamentaux. Les trois déséquilibres retenus proviennent du système digestif, de l'équilibre psycho-émotionnel et du système de bio-transformation.

Liens entre la sphère digestive et l'équilibre psycho-émotionnel

L'alimentation de M. B, riche en aliments fermentescibles (FODMAP) et en protéines animales (PRAL), ralentis le péristaltisme et favorise la fermentation du chyle. Cette stagnation entraîne la libération de toxines (acides organiques, acides gras à chaines courtes) créant une inflammation, accentuer par le déficit en sérotonine. Ce qui nuit au fonctionnement des entérocytes et du microbiote. Le tryptophane, en état inflammatoire est transformé en acide kynurénique au lieu d'être assimilé. De ce fait la synthèse de sérotonine nécessaire à la production de mélatonine dans la glande pinéale est diminuée. Cet état inflammatoire altère aussi l'absorption de tyrosine et phenylalanine qui permettent la synthèse de dopamine et de noradrénaline, deux neurotransmetteurs importants pour l'encéphale, le bien-être et l'estime de soi. Le manque de sommeil lié aux carences en sérotonine limite considérablement la prédominance du système nerveux parasympathique et ses capacités de réparation. De plus la diminution de sérotonine induit un état d'anxiété se traduisant par la fabrication de cortisol dans les surrénales augmentant l'ouverture des jonctions serrées des entérocytes, laissant entrer des toxines qui devront être évacuées.

Liens entre l'équilibre psycho-émotionnel et la sphère de bio-transformation

Le manque de dopamine et de noradrénaline causé par l'alimentation et l'anxiété de Monsieur B réduit la quantité d'épinéphrine fabriquée. Cette hypoactivité adrénergique diminue l'énergie de l'organisme et réduit le débit sanguin. Le foie et les reins évacuent moins rapidement les toxines. Le manque de sérotonine et de mélatonine réduisant le temps de sommeil, le foie et les reins qui fonctionnent à plein régime durant ces périodes sont ralentis dans leurs fonctions, et les toxines s'accumulent.

Cette accumulation de toxines ralentis l'activité de la médullo-surrénale qui fabrique de ce fait moins d'adrénaline, de noradrénaline et d'érythropoïétine. Au niveau cérébral, l'anxiété diminue la synthèse de dopamine, précurseur de la noradrénaline. Ces deux neurotransmetteurs étant indispensables à la distribution énergétique du corps, une fatigue physique s'est installée.

Liens entre la sphère bio-transformation et la sphère digestive

La forte consommation de protéines animales et l'accumulation des résidus alimentaires dans le tube digestif provoque l'entrée d'acides organiques dans le sang, qui doivent être évacués par les émonctoires. Dans le cas de Monsieur B, c'est principalement le foie et les reins. Ne pratiquant plus d'activité physique, l'évacuation par transpiration est médiocre. Son foie et des reins étant déjà chargés de la métabolisation et de l'évacuation des résidus médicamenteux et de l'hémoglobine des érythrocytes, ils éprouvent des difficultés à éliminer ces acides supplémentaires, associé au fait que les moyens énergétiques manquent. La forte consommation de FODMAP entraîne un ralentissement du péristaltisme, ce qui augmente la perméabilité intestinale avec des risques de carences en vitamines, nutriments et acides aminés, ainsi que les ballonnements et les douleurs abdominales.

Les actions mises en place consistent à libérer l'organisme de ses dépenses énergétiques inutiles liées aux surcharges. Il convient de rétablir un bon péristaltisme, de limiter l'acidification et de stopper la perméabilité intestinale, pour retrouver un fonctionnement gastro-intestinal optimal. Il convient d'aider à l'évacuation des toxines par les émonctoires (foie, rein, peau) par la reprise d'activité physique, la phytothérapie, des conseils sur l'eau et des exercices de respiration. Pour diminuer l'anxiété qui impacte l'équilibre psycho-émotionnel il sera proposé au client, en plus de l'activité physique et de la respiration, des massages relaxants, des approches de relaxation et des conseils en alimentation pour développer le visuel et le plaisir.

9 Prioriser les actions

L'étude du cas de M.B montre que les axes à privilégier dans un premier temps sont les suivants :

DIGESTION-ABSORPTION-ASSIMILATION : Travailler sur une alimentation non acidifiante et limiter les aliments fermentescibles pour un allègement du chyle, une amélioration du péristaltisme et une diminution de l'inflammation. Ensuite il faudra favoriser une alimentation qui augmente l'érythropoïèse et reminéraliser l'organisme.

DETOXICATION -BIO-TRANSFORMATION : Favoriser l'élimination des toxines, des déchets de l'hémoglobines et des résidus médicamenteux, avec l'utilisation de la phytothérapie, de la respiration et de l'activité physique.

PSYCHO-ÉMOTIONNEL : Stimuler la synthèse des neurotransmetteurs, sérotonine et dopamine, et diminuer la production de cortisol, en utilisant l 'alimentation et des techniques de relaxation, de respiration, d'hydrologie et de phytothérapie.

10 Agir

10.1 Digestion-Absorption-Assimilation

Il convient d'adapter l'alimentation de M.B, en favorisant les aliments alcalinisants (PRAL-) et de limiter les FODMAP. Pour ce faire un tableau récapitulatif et non exhaustif visible en annexe 4 a été fournis à M.B, tout en lui expliquant que son assiette doit être composée au 3/4 d'aliments alcalinisants et de 1/4 d'aliments acidifiants de préférence avec un indice peu élevé, comme les poissons, source d'acides gras polyinsaturés.

Les sources d'acides étant neutralisés par les minéraux de l'organisme il est aussi conseillé, un apport d'ortie (*Urtica dioïca)* pour re-minéraliser l'organisme (annexe 7). À ce titre, il est recommandé pour le petit déjeuner, d'espacer la prise du thé au minimum de 30 minutes avant ou après, pour optimiser l'absorption minérale.

Il convient, en plus de ces modifications, d'incorporer dans l'alimentation de M.B des aliments source [51,52]:

- De fer (nécessaire à la fabrication de l'hémoglobine)
- De cuivre et de vitamine A (ils aident à utiliser le fer dans le sang)
- De vitamine C (aide à l'absorption de fer au niveau intestinal)
- De l'acide folique ou B9 (c'est un substrat indispensable à la fabrication d'hormones surrénaliennes comme l'érythropoïétine qui initie la fabrication des érythrocytes dans la moelle osseuse des os long).

Des acides aminés tryptophane (précurseur de la sérotonine) de, tyrosine et ou phénylalanine, indispensables à la synthèse de dopamine et de noradrénaline.

Du Magnésium indispensable à la mitochondrie.

De vitamine B12 nécessaire à la maturation des globules rouges et à la fabrication des neurotransmetteurs.

Monsieur B n'étant pas un passionné de cuisine, la modification des sources alimentaires me semble être suffisante pour ne pas lui ajouter des aliments à privilégier plus que d'autres afin d'éviter les confusions et le découragement. Il lui est conseillé d'utiliser des herbes aromatiques et des épices, (tableau 1).

Tableaux 1 : récapitulatif des apports des épices & aromatiques [53]

Valeur pour 100g	Ciboulette	Romarain frais	Persil frais	Ortie	Cumin	Curcuma
Fe (mg)	20	6,65	6,2	13,4	66	41,42
Cu (mg)	0,686	0,301	0,149	1,59	0,867	0,603
Mg (mg)	42	91	50	399	366	193
Acide folique B9 (µg)	108	109	152	212	10	39
Acide ascorbique C (µg)	660	21,8	133	350	7,7	25,9
Rétinol A (µg)	3415	146	421	6	64	0

Tyrosine (g)	0,614	0,1	0,082	Les 8 essentielle		
Triptophane (g)	0,237	0,051	0,045			
Phénylalanine (g)	0,682	0,169	0,145			
Indice PRAL	-59,82	-16,45	-11,13		-31,9	-46,67
Source : www.urticamania.over-blog.com & www.lanutrition.fr						

Concernant la cyanocobalamine (vitamine B12), elle ne peut pas être apportée par la consommation de végétaux, d'épice ou d'aromates [14]. Il est recommandé à M.B de consommer des produits animaux de qualité comme des œufs bio ou de plein air ainsi que des petits poissons. Il lui est aussi proposé d'ajouter à ses repas de la levure de bière, qui en plus de contenir de la vitamine B12 est une source importante d'acides aminés essentielle, de minéraux et d'autres vitamines du groupe B.

Il sera préconisé à M.B de disposer dans son assiette de petites quantités d'aliments qu'il ne mélangera pas. Cela a pour objectif de lui permettre de visualiser les différents aliments, les couleurs et les textures. Cette séparation permet aussi une dissociation des goûts et donc une meilleure expérience gustative, et de meilleures découvertes.

L'intérêt de manger dans un environnement calme sans distraction et en mastiquant bien sera abordé. La mastication allongera le temps du repas, temps où Monsieur B peut décrocher de ses activités et se re-centrer. De plus, la mastication permet un brassage du liquide céphalo-rachidien stimulant les échanges qui améliore la synthèse des neurotransmetteurs et le fonctionnement général de l'encéphale.

10.2 Détoxication & Biotransformation

Il convient de libérer les émonctoires des surcharges. Tout d'abord un redémarrage de l'activité physique pour stimuler la transpiration. Le redémarrage de l'activité physique devra se faire en douceur mais à un rythme permettant une bonne sudation, une marche plus ou moins rapide selon les capacités avec des vêtements chauds et aérés pour augmenter la sudation.

Un point important sur la respiration doit aussi être effectué lors de la marche pour une meilleure évacuation des acides volatiles par les poumons.

Ensuite il convient d'aider le foie qui est surchargé du fait des toxines alimentaires, de la métabolisation de l'hémoglobine liée à l'anémie hémolytique médicamenteuse du GENVOYA® ainsi que des résidus médicamenteux.

Il est recommandé à M.B de consommer [54,55]:

- De l'ail dans ses repas, du chardon marie *(Sylibum marianum)* ou de l'ortie *(Urtica dioïca)* en infusion pour leurs vertus cholagogues*.
- Du romarin en aromate et infusion ou de l'artichaut *(Cynara scolymus)* pour leurs vertus cholérétiques* (annexe 8).

- De l'huile essentielle de carotte *(Daucus carotta)* pour sa grande capacité de régénération cellulaire hépatique (annexe 9), ainsi que la consommation de curcuma *(Curcuma longa)* mentionné ci-dessus qui à des caractéristiques hépatoprotectrices.

- De compresse chaude type bouillotte après les repas ou avant le coucher, disposé sur le foie pour augmenter son activité.

L'activité rénale sera stimulée par :

- L'activité physique mentionnée ci-dessus

- Une consommation suffisante d'eau, au minimum 1,5 Litre. Cette eau devra regrouper certains critères. Un pH inférieur à 7,2 est recommandé ainsi qu'un taux de sodium inférieur à 20 mg.L^{-1} et un taux de résidus sec inférieur à 50 mg.L^{-1} [56]. L'eau courante de la commune de M.B ne remplit pas ces critères (voir annexe 5), il lui est alors recommandé de consommer de l'eau de source, soit de laisser l'eau dans une carafe 1h minimum avant de la boire pour laisser s'évaporer le chlore, soit d'utiliser une carafe filtrante pour l'élimination du chlore et des nitrates.

L'utilisation d'infusion de queue de cerise *(Prunus ceresus)* ou de bruyère *(Calluna vulgaris)*, pour leur capacité à augmenter le volume des urines (annexe 8). L'utilisation d'ortie citée en amont pour l'alimentation peut aussi être utilisée en infusion pour compenser les potentielles pertes d'électrolytes et son action diurétique.

La pratique de l'hydrothérapie est aussi indiquée, les saunas, hammams, bains chaud augmentent la température corporelle et stimule l'évacuation émonctorielle par la peau.

10.3 Équilibre Psycho-Émotionnel

Pour rétablir un équilibre psycho-émotionnel chez M.B plusieurs outils seront déployés :

L'activité physique comme la marche soutenue déjà mentionnée peut être effectuée partout, à tout moment. Une activité soutenue augmente le rythme cardiaque pour répondre à la forte demande en oxygène des muscles. Cet oxygène, transporté par les globules rouges est limité par la quantité de ces derniers qui sont une des sources de fatigue éprouvée par M.B. Suite à des situations de manque d'oxygène répété, l'organisme va activer l'érythropoïèse pour augmenter le nombre d'érythrocytes et répondre aux besoins croissants d'oxygène. Cela contribuera à contrer l'anémie hémolytique et stimulera la synthèse des neurotransmetteurs du bien-être, de la récompense et du sommeil.

La respiration consciente. Le contrôle de la respiration a une action somato-psychique*, la diminution du rythme cardiaque ralenti le métabolisme, les échanges et le flux de pensée. Ce ralentissement a une action psychosomatique*. L'esprit détendu, moins sujet au angoisses et aux pensées en tout genre fabriquera moins de cortisol, l'hormone du stress. La technique de delta-respiration crée par le docteur Yann Rougier est détaillé en annexe 6 [56].

- Pour limiter l'exposition aux lumières bleues il est proposé l'installation d'un logiciel informatique (f.lux), mais aussi des pauses régulières en extérieur, pour l'exercice de respiration par exemple.

- Cuisiner et préparer des assiettes colorées provoque un stimulus visuel aidant à la synthèse de la sérotonine, ainsi que pratiquer l'activité physique et la respiration en extérieur, ce qui aidera à la fabrication de la mélatonine et donc au sommeil de M.B.

L'axe phytothérapeutique est aussi développé :

- Figuier *(Ficus carica)* en macérat de bourgeon pour l'angoisse, le stress, le sommeil et la digestion des émotions (annexe 10).

- Marjolaine à coquille *(Origanum marjonara)* pour son action calmante et rééquilibrante (annexe 8), ou de la lavande vraie *(Lavandula officinalis)* pour sa caractéristique sympatholytique* et son action sur l'anxiété [55] (annexe 9). Il est recommandé d'appliquer une goutte au creux du coude et sur le plexus solaire avant les exercices de respiration.

L'hydrothérapie préconisée pour le travail émonctoriel de la peau ci-dessus favorisera aussi un apaisement physique et psychique.

Lors de l'anamnèse M.B montre qu'il apprécie d'être orienté tout en gardant son libre arbitre. Les conseils proposés lui laisse une possibilité de décision et d'évolution. En utilisant le tableau des aliments en annexe 4, il reste libre de ses repas, pour l'utilisation de la phytothérapie, différents végétaux sous plusieurs formes lui sont proposé, pour que ses choix le rendent acteur de son mieux-être. Ce critère est d'une grande importance pour lui.

11 Limites de l'étude

Les finances de M.B ont limités ses choix. L'utilisation du romarin et de l'ortie en aromate et infusion ainsi que l'huile essentielle de lavande choisis par M.B couvrent l'ensemble des recommandations qui lui ont été faites, pourtant elle diminue les synergies qui ont été envisagées. Néanmoins les conseils alimentaires une fois suivis permettent d'obtenir les résultats escomptés bien qu'ils restent perfectibles. Cependant les lacunes sociales restent.. L'utilisation d'autres techniques tels que la réflexologie, l'acupuncture, la litothérapie, les fleurs de Bach ou les soins énergétiques pourraient s'envisager à l'avenir.

Conclusion

L'asthénie, cet état de fatigue intense persistant, est très présent dans notre société. Ses causes sont multiples, la polymedicamentation, dans le cadre de trithérapies antirétrovirales utilisées pour lutter contre l'épidémie du virus de l'immunodéficience humaine acquise, affecte le fonctionnement mitochondrial en plus de provoquer une anémie hémolytique. Les conséquences psychosomatiques d'une maladie chronique et de son traitement sont aussi une cause d'asthénie, de par leurs effets iatrogènes ainsi que par leurs impacts sur la synthèse de neurotransmetteurs, influençant l'état d'esprit et la distribution énergétique dans l'organisme.

L'étude de cas présentée ici montre que la naturopathie est en position d'amener des personnes asthéniques à un état de santé convenable. L'utilisation des différents outils de la naturopathie tels que l'alimentation, l'activité physique, la relaxation, la respiration, l'hydrologie, la phytothérapie et les techniques manuelles, ont contribué à l'amélioration de l'état de santé du sujet en atténuant considérablement son état de fatigue et en atténuant les autres effets secondaires.

La naturopathie permet la mobilisation de savoirs, basés sur le respect du corps et le pouvoir de ce qu'offre la nature pour aller vers un état de santé optimal et une bonne hygiène de vie. Un autre ingrédient à la réussite de l'état de santé est le corps. N'oublions pas qu'il a la faculté de se réparer lui même si une chance lui est donnée. La naturopathie ne peut-elle pas mettre à disposition des techniques vibratoires pour améliorer l'état de santé général des asthéniques ?

« La force qui est en chacun de nous est notre plus grand médecin »

Hippocrate.

Bibliographie

1. Le Quellec A. L'asthénie. 2013.

2. Mieux gérer la fatigue - Formation sophrologie: http://michelefreud.fr/chronique-mieux-gerer-la-fatigue-2030.html

3. Magnette C, Gerard B. La plainte fatigue en médecine générale. Société Scientifique de Médecine Générale; 2005.

4. Quelles sont les causes de la fatigue? https://www.ameli.fr/assure/sante/themes/asthenie-fatigue/definition-symptomes-causes

5. Arlet E, Ecoiffer M. ASTHENIE [Internet]. [cited 2018 Jul 21].http://docplayer.fr/9213999-Asthenie-pr-e-arlet-dr-m-ecoiffier.html

6. Lacroix L. Améliorer le fonctionnement des mitochondrie. 2008;16.

7. Velours C. Replication de l'ADN mitochondrial. Victor Segalen Bordeau 2; 2009.

8. Sohm B. Impact de mutations pathologiques dans les ARNt mitochondriaux humains sur les propriétés d'aminoacylation et sur le protéome mitochondrial. [Strasbourg 1]: Louis Pasteur; 2003.

9. Lodge R, Darlix J, Cohen E. L'infection par le VIH : rôle des facteurs viraux. médecine/sciences. 1998;14:148.

10. Reece J, Urry LA, Cain ML, Wasserman SA. Campbell Biologie. Montréal: ERPI; 2012.

11. Diaw A. Physiologie Holistique. Dijon: edition française de vitalopathie; 2017.

12. physiologie_echanges_gazeux.pdf. http://www.ff-handball.org/fileadmin/GED/11111.ALL.VALIDEUR/FFHB/Commissions/physiologie_echanges_gazeux.pdf

13. Diaw A. Alimentation, nutrition et diététique vitales. Edition française de vitalopathie; 2017.

14. Joyeux H, Joyeux J. Manger mieux et meilleur: de zéro à 100 ans : saveurs et santé. Monaco: Rocher; 2017.

15. Kayser FH, Böttger EC, Deplazes P, Haller O, Roers A, Freys G. Manuel de poche de microbiologie médicale. 2017.

16. Principaux repères sur le VIH/sida. http://www.who.int/fr/news-room/fact-sheets/detail/hiv-aids

17. Pilly E, Épaulard O, Le Berre R, Tattevin P, Collège des universitaires de maladies infectieuses et tropicales (France). ECN.Pilly: maladies infectieuses et tropicales : préparation ECN, tous les items d'infectiologie. 2017.

18. Chazal N. Assemblage, bourgeonnement et maturation du VIH. 2005;9:13.

19. Darien T. Votre guide sur le traitement du VIH. CATIE; 2017.

20. VIDAL - GENVOYA 150 mg/150 mg/200 mg/10 mg cp pellic - Synthèse [Internet]. [cited 2018 Jul 21].https://www.vidal.fr/Medicament/genvoya-165862.htm

21. Bahia A-S. LES INHIBITEURS NUCLEOSIDIQUES DE LA TRANSCRIPTASE INVERSE DU VIH ET LA MITOCHONDRIE. Laboratoire de Virologie. Hôpital La Pitié-Salpêtrière. Paris; 2007;

22. Kelesidis T. Relative Mitochondrial Toxicity of Tenofovir Alafenamide (TAF) vs. Tenofovir Disoproxil Fumarate (TDF). https://clinicaltrials.gov/ct2/show/NCT03251144

23. Coulmy N, Schmit L, Rousseaux M, Vergès S. Lactate mode d'emploi. Département Sportif et Scientifique de la F.F.S; 2002.

24. Ichai C. La Lactémie. Faculté de médecine de Nice; 2014;

25. APMnews - VIH: des différences d'effets indésirables entre les inhibiteurs d'intégrase.https://www.apmnews.com/freestory/10/319832/vih-des-differences-d-effets-indesirables-entre-les-inhibiteurs-d-integrase

26. Bissinger R, Al Mamun Bhuyan A, Signoretto E, Lang F. Stimulating Effect of Elvitegravir on Suicidal Erythrocyte Death. Cell Physiol Biochem. 2016;38:1111–20.

27. Föller M, Huber SM, Lang F. Erythrocyte programmed cell death. IUBMB Life. 2008;60:661–8.

28. L'hémolyse et son exploration. http://www.hematocell.fr/index.php/enseignement-de-lhematologie-cellulaire/globules-rouges-et-leur-pathologie/42-lhemolyse-et-son-exploration

29. Parler de dépression, d'anxiété et de VIH/sida. Ottawa: Société canadienne du sida; 2014.

30. VIH/sida et santé mentale. Rapport du secreteria VIH/SIDA et santé mentale; 2008.

31. Préau M, Bonnet A, Bouhnik A-D, Fernandez L, Obadia Y, Spire B. Anhédonie et dépression dans le contexte de l'infection par le VIH avec les multithérapies antirétrovirales (ANRS-EN12-VESPA). L'Encéphale. 2008;34:385–93.

32. Maccaferri GE, Cavassini M, Berney A. Troubles de l'humeur et VIH : épidémiologie, clinique et prise en charge thérapeutique. :5.

33. Gaillard R, Gourion D, Llorca PM. L'anhédonie dans la dépression. L'Encéphale. 2013;39:296–305.

34. Lacroix B. Vaincre la fatigue synaptique. 2006;9.

35. Raisonnier A. Métabolisme des molécules signaux. 2003.

36. Valatx L. Mécanisme du cycle veille-sommeil-rêve. La revue du praticien. 1996;2404:46.

37. Lassalle S. Dépression et troubles du sommeil : rôle de la sérotonine. 2014. http://www.osteopathecagnes.com/depression-sommeil-serotonine/

38. OOREKA. Zoom : Sérotonine et sommeil [Internet]. Ooreka.fr. [cited 2018 Jul 17]. https://sommeil.ooreka.fr/astuce/voir/338047/serotonine-et-sommeil

39. La Sérotonine. http://expobiologie.free.fr/s%E9rotonine.htm

40. PONROY. zoom sur la sérotonine.https://www.ponroy.com/conseils-sante/zoom-sur-la-serotonine

41. 9 effets surprenants associés à une baisse de sérotonine. Améliore ta Santé. 2017. https://amelioretasante.com/9-effets-surprenants-associes-a-baisse-de-serotonine/

42. Qu'est ce que la sérotonine, d'où vient-elle et à quoi sert-elle ?.2018. https://blog.cognifit.com/fr/tout-sur-la-serotonine/

43. Pennec AL, Royant-Parola S. Quoi de neuf sur le sommeil ?: Bien dormir pour mieux se porter au quotidien. 2018.

44. MONTEIRO BRAZ V. accompagnement naturopatique dans la regulation du sommeil d'une femme de 42 ans [mémoire de fin d'étude]. Faculté Libre de Naturopathie; 2016.

45. Bousquet L. Etude comparative des thérapies anti-VIH: rôle des transporteurs d'efflux sur le passage transmembranaire des antirétroviraux au niveau des cellules CD4+ et de la barrière hémato-encéphalique. [Paris XI]: Faculté de pharmacie de châtenay-malabry; 2009.

46. de Oliveira FTM. Central Nervous System Antiretroviral High Penetration Therapy. Journal of AIDS & Clinical Research. 2015;06.

47. Calcagno A, Simiele M, Motta I, Mornese Pinna S, Bertucci R, D'Avolio A, et al. Elvitegravir/Cobicistat/Tenofovir/Emtricitabine Penetration in the Cerebrospinal Fluid of Three HIV-Positive Patients. AIDS Research and Human Retroviruses. 2016;32:409–11.

48. Audinat É, Arnoux I. La microglie : des cellules immunitaires qui sculptent et contrôlent les synapses neuronales. Med Sci (Paris). 2014;30:153–9.

49. Syndrome de fatigue chronique - Traitements médicaux [Internet]. 2012 [cited 2018 Aug 19]. https://www.passeportsante.net/fr/Maux/Problemes/Fiche.aspx?doc=syndrome-fatigue-chronique-pm-traitements-medicaux-du-syndrome-de-fatigue-chronique

50. POUYEZ J. Asthénie : Prise en charge à l'officine [THESE POUR LE DIPLOME D'ETAT DE DOCTEUR EN PHARMACIE]. Lille 2; 2015.

51. Brun C. Les analyses biologiques en naturopathie & notions d'immunologie: sang, lymphe, sérum, urine, flore intestinale et coproculture : mode d'emploi à l'usage de tous pour comprendre et agir. 2013.

52. Fontanille B, Grézaud M-L. Ces aliments qui rendent heureux. Michel Lafon. j'ai lu; 2018.

53. LaNutrition.fr - Information Alimentation, Santé, Guide de nutrition. https://www.lanutrition.fr/

54. Girre L. Infusions et plantes de santé de nos régions. Lille; Rennes: Éditions Ouest-France; 2017.

55. Festy D. Mes 15 huiles essentielles: des solutions garanties, faciles à

faire soi-même : les indispensables pour se soigner vite et bien. Paris: Pocket; 2017.

56. Rougier Y, Borrel M, Jasmin C. Se programmer pour guérir La Delta-médecine: de nouvelles réponses pratiques face au cancer. Paris: Albin Michel; 2010.

57. Structure mitochondrie schéma mitochondrie organite trouve dans les cellules eucaryotes plus. 123RF. Available from: https://fr.123rf.com/photo_19574551_structure-mitochondrie-schéma-mitochondrie-organite-trouve-dans-les-cellules-eucaryotes-plus.html

58. Taoufik D. Réplication | Medicinus. https://www.medicinus.net/replication/

59. Combes A. Influence des perturbations métaboliques sur des voies de signalisation impliquées dans la biogenèse mitochondriale. [Thèse présentée pour obtenir le grade de Docteur]. Lille 2; 2015.

60. arztchen. Hemoglobin. Tıpacı. 2015. http://www.tipacilar.com/hemoglobin/

61. VIH - Virus de l'immunodéficience humaine - Infection par le VIH – Doctissimo. http://www.doctissimo.fr/html/sante/mag_2000/mag0707/sa_1951_sida_infec.htm

Tables des annexes

Annexe 1 : Notice du GENVOYA® extrait du RCP

Genvoya 150 mg/150 mg/200 mg/10 mg comprimés pelliculés
Elvitégravir/cobicistat/emtricitabine/ténofovir alafénamide

Ce médicament fait l'objet d'une surveillance supplémentaire qui permettra l'identification rapide de nouvelles informations relatives à la sécurité. Vous pouvez y contribuer en signalant tout effet indésirable que vous observez. Voir en fin de rubrique 4 comment déclarer les effets indésirables.

Veuillez lire attentivement cette notice avant de prendre ce médicament car elle contient des informations importantes pour vous.

- Gardez cette notice. Vous pourriez avoir besoin de la relire.
- Si vous avez d'autres questions, interrogez votre médecin ou votre pharmacien.
- Ce médicament vous a été personnellement prescrit. Ne le donnez pas à d'autres personnes. Il pourrait leur être nocif, même si les signes de leur maladie sont identiques aux vôtres.
- Si vous ressentez un quelconque effet indésirable, parlez-en à votre médecin ou votre pharmacien. Ceci s'applique aussi à tout effet indésirable qui ne serait pas mentionné dans cette notice. Voir rubrique 4.

Que contient cette notice ?

1. Qu'est-ce que Genvoya et dans quels cas est-il utilisé
2. Quelles sont les informations à connaître avant de prendre Genvoya
3. Comment prendre Genvoya
4. Quels sont les effets indésirables éventuels ?
5. Comment conserver Genvoya
6. Contenu de l'emballage et autres informations

1. Qu'est-ce que Genvoya et dans quels cas est-il utilisé

Genvoya contient quatre substances actives :
l'**elvitégravir,** un médicament antirétroviral connu sous le nom d'inhibiteur de l'intégrase

- le **cobicistat,** un booster (potentialisateur pharmacocinétique) des effets de l'elvitégravir
- l'**emtricitabine,** un médicament antirétroviral connu sous le nom d'inhibiteur nucléosidique de la transcriptase inverse (INTI)
- le **ténofovir alafénamide,** un médicament antirétroviral connu sous le nom d'inhibiteur nucléotidique de la transcriptase inverse (INtTI).

Genvoya est un médicament dont le schéma posologique est d'un comprimé unique utilisé pour **traiter l'infection par le virus de l'immunodéficience humaine de type 1 (VIH-1)** chez l'adulte et l'adolescent âgé de 12 ans et plus, pesant au moins 35 kg.

Genvoya réduit la quantité de VIH dans votre corps. Cela améliore votre système immunitaire et diminue le risque de développer des maladies associées à l'infection par le VIH.

2. Quelles sont les informations à connaître avant de prendre Genvoya

Ne prenez jamais Genvoya :

si vous êtes allergique à l'elvitégravir, au cobicistat, à l'emtricitabine, au ténofovir alafénamide ou à l'un des autres composants contenus dans ce médicament (mentionnés dans la rubrique 6 de cette notice).

si vous prenez l'un de ces médicaments :

alfuzosine (utilisée pour traiter l'hypertrophie de la prostate)

amiodarone, quinidine (utilisées pour corriger les irrégularités du rythme cardiaque)

carbamazépine, phénobarbital, phénytoïne (utilisés pour prévenir les crises d'épilepsie)

rifampicine (utilisée pour prévenir et traiter la tuberculose et d'autres infections)

dihydroergotamine, ergométrine, ergotamine (utilisées pour traiter la migraine)

cisapride (utilisé pour soulager certains problèmes d'estomac)

millepertuis (*Hypericum perforatum,* remède à base de plantes utilisé dans la dépression et l'anxiété) ou produits en contenant

lovastatine, simvastatine (utilisées pour diminuer le taux de cholestérol dans le sang)

pimozide (utilisé pour traiter des pensées ou impressions anormales)

sildénafil (lorsqu'il est utilisé pour traiter l'hypertension artérielle pulmonaire, une maladie pulmonaire qui rend la respiration difficile)

midazolam par voie orale, **triazolam** (utilisés pour faciliter le sommeil et/ou soulager l'anxiété)

Si vous vous trouvez dans l'un de ces cas, **ne prenez pas Genvoya et prévenez immédiatement votre médecin.**

Avertissements et précautions

Vous devez voir votre médecin régulièrement lors du traitement avec Genvoya.

Vous pouvez transmettre le VIH même si vous prenez ce médicament, bien que ce risque soit diminué par la prise de traitements antirétroviraux efficaces. Discutez avec votre médecin des précautions à prendre pour éviter de contaminer d'autres personnes. Ce médicament ne permet pas de guérir de l'infection par le VIH. Lors du traitement par Genvoya, il est possible que vous développiez des infections ou d'autres maladies associées à l'infection par le VIH.

Adressez-vous à votre médecin avant de prendre Genvoya :

si vous avez des problèmes de foie ou des antécédents de maladie du foie, y compris une hépatite. Les patients ayant une maladie du foie, y compris une hépatite chronique B ou C, et traités par des médicaments antirétroviraux présentent un risque plus élevé de complications hépatiques sévères et potentiellement fatales. Si vous avez une hépatite B, votre médecin évaluera avec attention le traitement qui vous est le mieux adapté.

Si vous avez une hépatite B, l'atteinte hépatique peut s'aggraver après l'arrêt de Genvoya. Il est important de ne pas arrêter la prise de Genvoya sans en parler avec votre médecin : voir rubrique 3, *N'arrêtez pas de prendre Genvoya*.

si vous présentez une intolérance au lactose (voir *Genvoya contient du lactose* plus loin dans cette rubrique).

Pendant que vous prenez Genvoya

Une fois que votre traitement par Genvoya a débuté, soyez attentif à la survenue de :

signes d'inflammation ou d'infection

- **douleurs articulaires, raideur** ou **problèmes osseux**

Si vous remarquez l'un de ces symptômes, parlez-en immédiatement à votre médecin. Pour plus d'informations, voir la rubrique 4, *Quels sont les effets indésirables éventuels*.

Enfants et adolescents

Ne donnez pas ce médicament aux enfants âgés de 11 ans ou moins, ou pesant moins de 35 kg. L'utilisation de Genvoya chez l'enfant âgé de 11 ans ou moins n'a pas encore été étudiée.

Autres médicaments et Genvoya

Informez votre médecin ou votre pharmacien si vous prenez, avez récemment pris ou pourriez prendre tout autre médicament. Genvoya est susceptible d'interagir avec d'autres médicaments. Cela peut alors modifier la quantité de Genvoya ou des autres médicaments dans votre sang, et empêcher vos médicaments d'avoir les effets attendus, voire aggraver les effets indésirables. Dans certains cas, il se peut que votre médecin ait besoin d'adapter la dose ou de pratiquer des examens sanguins.

Médicaments qui ne doivent jamais être pris avec Genvoya :

- **alfuzosine** (utilisée pour traiter l'hypertrophie de la prostate)
- **amiodarone, quinidine** (utilisées pour corriger les irrégularités du rythme cardiaque)
- **carbamazépine, phénobarbital, phénytoïne** (utilisés pour prévenir les crises d'épilepsie)
- **rifampicine** (utilisée pour prévenir et traiter la tuberculose et d'autres infections)
- **dihydroergotamine, ergométrine, ergotamine** (utilisées pour traiter la migraine)
- **cisapride** (utilisé pour soulager certains problèmes d'estomac)
- **millepertuis** (*Hypericum perforatum,* remède à base de plantes utilisé dans la dépression et l'anxiété) ou produits en contenant
- **lovastatine, simvastatine** (utilisées pour diminuer le taux de cholestérol dans le sang)
- **pimozide** (utilisé pour traiter des pensées ou sentiments anormaux)
- **sildénafil** (lorsqu'il est utilisé pour traiter l'hypertension artérielle pulmonaire, une maladie pulmonaire qui rend la respiration difficile)

midazolam par voie orale, **triazolam** (utilisés pour faciliter le sommeil et/ou soulager l'anxiété)

Si vous prenez l'un de ces médicaments, **ne prenez pas Genvoya et parlez-en immédiatement à votre médecin.**

Médicaments utilisés pour traiter l'infection par le virus de l'hépatite B :

Vous ne devez pas prendre Genvoya avec des médicaments contenant :

du ténofovir disoproxil

de la lamivudine

de l'adéfovir dipivoxil

Informez votre médecin si vous prenez l'un de ces médicaments.

Autres types de médicaments :

Informez vote médecin si vous prenez :

antifongiques, utilisés dans le traitement des infections fongiques, tels que :

- kétoconazole, itraconazole, voriconazole, posaconazole et fluconazole

antibiotiques, utilisés pour traiter les infections bactériennes dont la tuberculose, contenant les molécules suivantes :

- rifabutine, clarithromycine et télithromycine

médicaments antiviraux utilisés pour traiter l'hépatite C :

- télaprévir et bocéprévir

antidépresseurs, utilisés pour traiter la dépression :

- médicaments contenant de la trazodone ou de l'escitalopram

sédatifs et hypnotiques, utilisés pour traiter l'anxiété :

- buspirone, clorazépate, diazépam, estazolam, flurazépam, zolpidem et lorazépam

immunosuppresseurs, utilisés pour contrôler la réponse immunitaire du corps après une transplantation, tels que :

- ciclosporine, sirolimus et tacrolimus

corticostéroïdes, y compris :

- la bétaméthasone, le budésonide, la fluticasone, la mométasone, la prednisone.

Ces médicaments sont utilisés pour traiter les allergies, l'asthme, les maladies inflammatoires de l'intestin, les affections inflammatoires oculaires, articulaires et musculaires, ainsi que d'autres affections inflammatoires. Si d'autres options ne peuvent pas être utilisées, ce médicament ne peut être utilisé qu'après une évaluation médicale et sous étroite surveillance par votre médecin afin de détecter d'éventuels effets secondaires des corticostéroïdes.

- **médicaments utilisés pour traiter le diabète** :
  - metformine
- **pilule contraceptive,** utilisée pour prévenir la grossesse
- **médicaments contre le dysfonctionnement érectile,** utilisés pour traiter l'impuissance, tels que :
  - sildénafil, tadalafil et vardénafil
- **médicaments pour le cœur**, tels que :
  - digoxine, disopyramide, flécaïnide, lidocaïne, mexilétine, propafénone, métoprolol, timolol, amlodipine, diltiazem, félodipine, nicardipine, nifédipine et vérapamil
- **médicaments utilisés pour traiter l'hypertension artérielle pulmonaire : -** bosentan et tadalafil
- **anticoagulants,** utilisés pour fluidifier le sang, tels que :
  - warfarine et dabigatran
- **bronchodilatateurs,** utilisés pour traiter l'asthme et d'autres problèmes pulmonaires : - salmétérol
- **médicaments permettant de diminuer le cholestérol,** tels que :
  - atorvastatine et pitavastatine
- **médicaments utilisés pour traiter la goutte :**
  - colchicine

Informez votre médecin si vous prenez l'un de ces médicaments ou tout autre médicament. N'interrompez pas votre traitement sans en parler avec votre médecin.

- **antiacides,** utilisés pour traiter les brûlures d'estomac ou les reflux acides (voir également rubrique 3, *Comment prendre Genvoya*).

Si vous prenez un antiacide ou un complément multivitaminé, prenez-le au moins 4 heures avant ou au moins 4 heures après Genvoya.

Grossesse et allaitement

Si vous êtes enceinte ou que vous allaitez, si vous pensez être enceinte ou planifiez une grossesse, demandez conseil à votre médecin avant de prendre ce médicament.

- **Utilisez une contraception efficace** pendant le traitement par Genvoya.

Si vous êtes enceinte, demandez conseil à votre médecin ou à votre pharmacien avant de prendre tout médicament.

Si vous avez pris Genvoya pendant votre grossesse, votre médecin peut demander à voir votre enfant régulièrement en consultation afin de surveiller son développement. Ces consultations pourront comporter des tests sanguins et d'autres types de tests. Chez les enfants dont la mère a été traitée par des INTIs pendant la grossesse, le bénéfice attendu de la protection contre l'infection par le VIH est supérieur au risque de survenue d'effets indésirables.

N'allaitez pas pendant le traitement par Genvoya. En effet, certaines substances actives de ce médicament passent dans le lait maternel humain. D'une manière générale, il est recommandé de ne pas allaiter afin d'éviter la transmission du VIH au nouveau-né via le lait.

Conduite de véhicules et utilisation de machines

Genvoya peut provoquer des sensations vertigineuses. Si des sensations vertigineuses surviennent au cours du traitement par Genvoya, ne conduisez pas et n'utilisez pas d'outil ou de machine.

Genvoya contient du lactose, veuillez indiquer à votre médecin si vous êtes intolérant au lactose ou à d'autres sucres. Genvoya contient du lactose monohydraté. Si vous êtes intolérant au lactose ou si l'on vous a dit que vous présentiez une intolérance à d'autres sucres, consultez votre médecin avant de prendre ce médicament.

Si vous vous trouvez dans l'un de ces cas, **parlez-en à votre médecin avant de prendre Genvoya.**

3. Comment prendre Genvoya

Veillez à toujours prendre ce médicament en suivant exactement les indications de votre médecin. Vérifiez auprès de votre médecin ou pharmacien en cas de doute.

La dose recommandée est de :

Adultes : un comprimé par jour avec de la nourriture

Adolescents âgés de 12 ans et plus, pesant au moins 35 kg : un comprimé par jour avec de la nourriture

Ne pas croquer, écraser ou couper le comprimé.

Prenez toujours la dose indiquée par votre médecin afin de garantir la pleine efficacité de votre médicament et de réduire le risque de développement d'une résistance au traitement. Ne modifiez pas la dose sans avoir consulté votre médecin auparavant.

Ne prenez pas d'antiacides ou de produits multivitaminés en même temps que Genvoya. Si vous prenez un antiacide comme de l'hydroxyde d'aluminium ou de magnésium, ou un **complément multivitaminé**, la prise doit avoir lieu au moins 4 heures avant ou au moins 4 heures après la prise de Genvoya.

Si vous avez pris plus de Genvoya que vous n'auriez dû

Si vous avez pris accidentellement plus que la dose de Genvoya prescrite par votre médecin, vous pouvez présenter un risque plus élevé de développer les effets indésirables éventuels qui sont associés à ce médicament (voir rubrique 4, *Quels sont les effets indésirables éventuels*).

Contactez immédiatement votre médecin ou le service des urgences le plus proche pour demander conseil. Conservez le flacon des comprimés avec vous pour pouvoir décrire facilement ce que vous avez pris.

Si vous oubliez de prendre Genvoya

Il est important de ne pas oublier de dose de Genvoya.

Si vous oubliez de prendre une dose :

Si vous vous en rendez compte dans les 18 heures après l'heure de prise habituelle de Genvoya, prenez un comprimé dès que possible.

Prenez toujours votre comprimé avec de la nourriture. Ensuite, prenez la dose suivante à l'heure habituelle.

- **Si vous vous en rendez compte plus de 18 heures** après l'heure de prise habituelle de Genvoya, ne prenez pas la dose oubliée. Attendez et prenez la dose suivante à l'heure prévue, avec de la nourriture.

Si vous vomissez moins d'une heure après avoir pris Genvoya, prenez un autre comprimé avec de la nourriture.

N'arrêtez pas de prendre Genvoya

N'arrêtez pas de prendre Genvoya sans en parler avec votre médecin. L'arrêt de Genvoya peut grandement modifier la manière dont vous pourriez répondre à un traitement futur. Si, pour quelque raison que ce soit, la prise de Genvoya est interrompue, demandez l'avis de votre médecin avant de recommencer à prendre des comprimés de Genvoya.

Si vous commencez à manquer de Genvoya, rapprochez-vous de votre médecin ou de votre pharmacien pour renouveler votre traitement. Cela est très important car la quantité de virus peut commencer à augmenter si vous arrêtez de prendre le médicament, même peu de temps. Par la suite, il pourrait même devenir plus difficile de traiter la maladie.

Si vous avez à la fois une infection par le VIH et une hépatite B, il est particulièrement important que vous n'arrêtiez pas votre traitement par Genvoya sans en parler avant avec votre médecin. Il se peut que vous deviez faire des analyses de sang pendant plusieurs mois après l'arrêt du traitement. Chez certains patients souffrant d'une maladie du foie à un stade avancé ou de cirrhose, l'arrêt du traitement n'est pas recommandé car il pourrait entraîner une aggravation de l'hépatite, ce qui peut être fatal.

Informez immédiatement votre médecin de tout symptôme nouveau ou inhabituel que vous pourriez remarquer après l'arrêt du traitement, en particulier les symptômes que vous associez à votre hépatite B.

Si vous avez d'autres questions sur l'utilisation de ce médicament, demandez plus d'informations à votre médecin ou à votre pharmacien.

4. Quels sont les effets indésirables éventuels ?

Une prise de poids ainsi qu'une augmentation des lipides et du glucose dans le sang peuvent survenir au cours d'un traitement contre le VIH. Ces modifications sont en partie dues à une amélioration de votre état de santé et de votre mode de vie. Concernant l'augmentation des lipides, celle-ci est parfois liée aux médicaments contre le VIH. Votre médecin procèdera à des examens afin d'évaluer ces changements.

Comme tous les médicaments, ce médicament peut provoquer des effets indésirables, mais ils ne surviennent pas systématiquement chez tout le monde. Lors du traitement de l'infection par le VIH, il est parfois impossible de savoir si certains effets non souhaités sont dus à Genvoya, à d'autres médicaments pris en même temps ou à l'infection par le VIH elle-même.

Effets indésirables graves éventuels : parlez-en immédiatement à votre médecin

Tout signe d'inflammation ou d'infection. Chez certains patients ayant atteint un stade avancé de l'infection par le VIH (SIDA) et ayant des antécédents d'infections opportunistes (infections touchant les personnes dont le système immunitaire est affaibli), les signes et symptômes d'une inflammation due à des infections antérieures peuvent apparaître peu de temps après le début du traitement anti-VIH. Il semble que ces symptômes puissent être dus à une amélioration de la réponse immunitaire, ce qui permet au corps de combattre des infections qui existaient peut-être mais qui ne causaient aucun symptôme manifeste.

Des maladies auto-immunes, au cours desquelles le système immunitaire attaque les tissus sains de l'organisme, peuvent également apparaître après que vous avez commencé à prendre des médicaments pour votre infection par le VIH. Les maladies auto-immunes peuvent apparaître de nombreux mois après le début du traitement. Soyez attentif aux éventuels symptômes d'une infection ou autres symptômes, tels que :

faiblesse musculaire

faiblesse qui commence au niveau des mains et des pieds et qui se propage jusqu'au tronc

palpitations, tremblements ou hyperactivité

Si vous remarquez les effets indésirables décrits ci-dessus, parlez-en immédiatement à votre médecin.

Effets indésirables très fréquents

(Peuvent affecter plus de 1 personne sur10)

envie de vomir (nausées)

Effets indésirables fréquents

(Peuvent affecter jusqu'à 1 personne sur10)

rêves anormaux

maux de tête

sensations vertigineuses

diarrhées

vomissements

maux d'estomac

flatulences

éruption cutanée

fatigue

Effets indésirables peu fréquents

(Peuvent affecter jusqu'à 1 personne sur 100)

faible taux de globules rouges (*anémie*)

dépression

problèmes de digestion entraînant une gêne après les repas (*dyspepsie*)

gonflement du visage, des lèvres, de la langue ou de la gorge (*angiœdème*)

démangeaisons (*prurit*)

Si l'un de ces effets indésirables devient grave, parlez-en à votre médecin.

Autres effets pouvant être observés au cours du traitement contre le VIH

La fréquence des effets indésirables suivants est indéterminée (la fréquence ne peut être estimée sur la base des données disponibles).

• **Problèmes osseux.** Certains patients prenant une association d'antirétroviraux comme Genvoya peuvent développer une maladie osseuse appelée *ostéonécrose* (mort du tissu osseux causée par la perte de l'afflux sanguin vers l'os). La prise prolongée de ce type de médicament, la prise de corticostéroïdes, la consommation d'alcool, la faiblesse extrême du système immunitaire et le surpoids sont parmi les nombreux facteurs de risque d'être atteint par cette maladie. Les signes de l'ostéonécrose sont les suivants : - raideur articulaire

- douleurs articulaires (surtout au niveau des hanches, des genoux et des épaules)
- mouvements difficiles

Si vous remarquez l'un de ces symptômes, parlez-en à votre médecin.

Déclaration des effets indésirables

Si vous ressentez un quelconque effet indésirable, parlez-en à votre médecin ou votre pharmacien. Ceci s'applique aussi à tout effet indésirable qui ne serait pas mentionné dans cette notice.

5. Comment conserver Genvoya

Tenir ce médicament hors de la vue et de la portée des enfants.

N'utilisez pas ce médicament après la date de péremption indiquée sur l'emballage et le flacon après {EXP}. La date de péremption fait référence au dernier jour de ce mois.

À conserver dans l'emballage d'origine à l'abri de l'humidité. Conserver le flacon soigneusement fermé.

Ne jetez aucun médicament au tout-à-l'égout ou avec les ordures ménagères. Demandez à votre pharmacien d'éliminer les médicaments que vous n'utilisez plus. Ces mesures contribueront à protéger l'environnement.

6. Contenu de l'emballage et autres informations

Ce que contient Genvoya

Les substances actives sont l'elvitégravir, le cobicistat, l'emtricitabine et le ténofovir alafénamide. Chaque comprimé pelliculé de Genvoya contient 150 mg d'elvitégravir, 150 mg de cobicistat, 200 mg d'emtricitabine et du fumarate de ténofovir alafénamide, correspondant à 10 mg de ténofovir alafénamide.

Les autres composants sont

Noyau :

Lactose (sous forme monohydratée), cellulose microcristalline, croscarmellose sodique, hydroxypropyl cellulose, dioxyde de silice, laurylsulfate de sodium, stéarate de magnésium.

Pelliculage :

Alcool polyvinylique (E1203), dioxyde de titane (E171), polyéthylène glycol (E1521), talc (E553B), laque aluminique d'indigotine (E132), oxyde de fer jaune (E172).

Comment se présente Genvoya et contenu de l'emballage extérieur

Les comprimés pelliculés de Genvoya sont verts, en forme de bâtonnet, portant, sur une face, l'inscription « GSI » et sur l'autre face, le chiffre « 510 ». Genvoya est présenté en flacon de 30 comprimés (avec un déshydratant de gel de silice qui doit être conservé dans le flacon pour protéger les comprimés). Le déshydratant de gel de silice se trouve dans un sachet ou une boîte distinct(e) et ne doit pas être avalé.

Les conditionnements suivants sont disponibles : boîtes contenant 1 flacon de 30 comprimés pelliculés et boîtes contenant 90 (3 flacons de 30) comprimés pelliculés. Toutes les présentations peuvent ne pas être commercialisées.

Titulaire de l'Autorisation de mise sur le marché

Gilead Sciences International Ltd.
Cambridge
CB21 6GT

source : VIDAL 2018

Annexe 2: Analyse sanguines

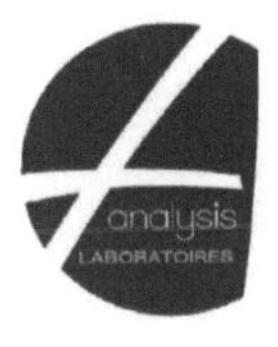

LABORATOIRES AGRÉÉS
TRISOMIE 21
GÉNÉTIQUE
FIV

LABORATOIRE LEFAURE-PETIT : 11, Chemin Belle au Bois Dormant - 88000 EPINAL
Tél: 03.29.68.04.04 - Fax: 03.29.68.49.59

Dr Carole PELLEGRINI, Pharmacien - Biologiste
Dr Gérard LEFAURE, Médecin - Biologiste
Dr Véronique PETIT, Médecin - Biologiste
Dr Guerric DIDIERLAURENT, Médecin - Biologiste
Dr Céline MEDETE, Pharmacien - Biologiste
Dr Christophe PETIT, Pharmacien - Biologiste

Laboratoires exécutants: LAM Lefaure-Petit (LP), LAM Culard (C), LAM Giretti-Vicarini (GV)

Dossier 1802177100 du 26/06/18 à 09h27
Date de naissance: 25/05/1980 (38 ans)
Prélèvement du 26/06/18 à 09h28

Mr B

Résultat Partiel page1/2
Edité le 26/06/18 à 20H51 (Première édition le à)
Prescrit par DR VINCENT GENDRIN - 90015 BELFOR CEDEX
Copie à

&

HEMATOLOGIE

Spécimen: Sang veineux

HEMOGRAMME

NUMERATION GLOBULAIRE
(principe Coulter, DxH 800 Beckman Coulter - LP)

	Résultat	Val.de Ref.	Antérieurs 06/12/17
Leucocytes	6,100 G/L	4,000 à 11,000	5,100
Hématies	4,690 T/L	4,600 à 6,200	4,410
Hémoglobine	15,0 g/dL	13,0 à 18,0	14,2
Hématocrite	44,4 %	37,0 à 50,0	41,0
V.G.M.	94,7 fL	79,0 à 97,0	93,0
T.C.M.H.	32,0 pg	27,0 à 32,0	32,2
C.C.M.H.	33,8 g/dL	31,0 à 36,0	34,6
Indice d'anisocytose	13,4 %	12,3 à 17,0	12,7

FORMULE SANGUINE
(technologie VCS, DxH 800 Beckman Coulter - LP)

	Résultat	%	Val.de Ref.	Antérieurs
Polynucléaires Neutrophiles	2,977 G/l	48,8%	1,500 à 7,500	2,137
Polynucléaires Eosinophiles	0,098 G/l	1,6%	inf. à 0,600	0,046
Polynucléaires Basophiles	0,055 G/l	0,9%	inf. à 0,200	0,036
Lymphocytes	2,538 G/l	41,6%	1,100 à 4,400	2,545
Monocytes	0,433 G/l	7,1%	0,200 à 0,800	0,337

	Résultat	Val.de Ref.	Antérieurs 06/12/17
NUMERATION DES PLAQUETTES	205 G/L	150 à 400	218

(principe Coulter, DxH 800 Beckman Coulter - LP)

Dr Gérard LEFAURE

ATTENTION, résultats recto-verso .../...

11, Chemin de la belle au bois dormant 88000 ÉPINAL
Tél. 03 29 68 04 04 - Fax. 03 29 68 49 59
www.analysis.fr | contact@analysis.fr
SELARL Capital 301 518 €
RCS Epinal - SIREN 308 820 927

Annexe 3 : Les repas de M.B

21 au 25 mai 2018	Petit déjeuner	Déjeuner	Dinner
Lundi	**Mélange** céréale (**coco, mures raisin secs,** flocon d'avoine) **lait riz** **thé vert** **demi citron dans de l'eau** **banane**	**Pizza** roquefort **crème fraîche**	Laitue, **avocat,** tomate, foie de morue
Mardi			
Mercredi		**Sandwich** jambon cru poivron mariné	**Pâtes au saumon**
Jeudi		**Salade de pomme de terre**	**Udon** wok de légumes
Vendredi		**Croque-monsieur**	Omelette
Samedi	Café	Steak-ache ratatouille	
Dimanche		Salade verte	**Riz choux de Bruxelles**
6 au 13 juin 2018	**Petit déjeuner**	**Déjeuner**	**Dinner**
Mercredi	Thé vert	**Pâte au blé complet +** fromage rappé	Ramen de poulet soupe de légumes asiatique
Jeudi	**Mélange** céréales **lait riz+ amande** **nectarine**	**Pizza** roquefort **crème fraîche**	Salade endive œuf dur
Vendredi	**Mélange céréale** **lait riz+ amande** **banane**	Laitue, **avocat** , tomate, foie de morue	**Pizza** roquefort **crème fraîche**
Samedi	Café	Carpaccio de radis noir fromage	Laitue, **avocat,** tomate, foie de morue
Dimanche			Sashimi riz basmati
Lundi	**Mélange** céréales **lait riz+ amande** banane	Laitue, **avocat,** tomate, foie de morue	Burritos poulet et légumes
Mardi		**Tarte tomate moutarde**	**Udon** soupe de légumes asiatiques

Les aliments en vert sont alcalinisant (indice PRAL négatif), les aliments en rouges sont acidifiant (PRAL positif). Les aliments en gras indiques les FODMAP.

Annexe 4 : Tableau PRAL

Aliments	PRAL
Viandes :	
Bacon	25
Bœuf	7,8
Bœuf en conserve	13,2
Canard	4,1
Dinde	9,9
Foie de veau	14,2
Jambon fumé	90,8
Lapin (viande maigre)	19
Poulet	8,7
Porc	13,35
Porc (viande maigre)	7,9
Salami	11,6
Saucisse	6,4
Saucisse de franckfort	6,7
saucisse de foie	10,6
Steak	8,8
Veau	9
Poissons :	
Aiglefin	6,8
Cabillaud	7,1
Carpe	7,9
Crevette rose	15,5
Crevette grise	7,6
Crevette	8,7
Filet de morue	7,1
Flétan	7,8
Haddock	6,8
Hareng	7
Homard	7,3
Moules	15,3
Sardines à l'huile	13,5
Saumon	9,44
Saumon rose	7,3
Saumon en conserve	11,2
Sole	7,4
Thon en conserve	12,7
Truite	13,5
Truite saulmonée	11,9

Aliments	PRAL
Légumes :	
Ail	-1,7
Asperge	-0,4
Aubergine	-3,4
Brocoli	-1,2
Carotte	-4,9
Céleri	-5,2
Concombre	0,8
Courgette	-4,6
Champignon	-1,4
Chicorée	-2
Choucroute	-3
Chou-fleur	-4
Chou de bruxelles	-4,5
Endive	-2
Epinard	-14
Fenouil	-7,9
Haricots	-3,1
Harciot vert	-3,1
Lait de soja	-0,8
Laitue	-2,5
Lentilles	2,15
Maïs doux	-0,77
Maïs jaune sec	2,97
Oignon	-1,5
Petit pois	1,2
Poireau	-1,8
Pomme de terre	-4
Poivron	1,4
Radis	-3,7
Roquette	-7,5
Salade	-2,5
Soja	-3,4
Tofu	3,17
Tomate	-3,1
Jus de tomate	-2,8

Aliments	PRAL
Fruits :	
Abricot	-4,8
Ananas	-2,7
Banane	-5,5
Cassis	-6,5
Cerise	-3,6
Citron	-2,6
Figue sèche	-18,1
Fraise	-2,2
Framboises	-2,41
Kiwi	-4,1
Jus de citron	-2,5
Jus d'orange non sucré	-2,9
Jus de pamplemousse	-1
Jus de pomme non sucré	-2,2
Mangue	-3,3
Melon d'eau	-1,9
Orange	-2,7
Pamplemousse	-3,5
Pastèque	-1,9
Pêche	-2,4
Poire	-2,9
Pomme	-2,2
Raisin sec	-21
Raisins frais rouge	-3,8
Raisins frais blanc	-4,5
Oléagineux/Fruits à écailles :	
Amandes non blanchies	3,1
Amandes blanchies	4,13
Amandes rôties à sec	2,36
Cacahuètes salées	5,75
Cacao	-0,4
Noisettes	-2,8
Noix	6,8
Pistaches	8,5

Aliments	PRAL
Céréales et féculents :	
Pain	3,5
Farine	7
Pâtes	6,7
All bran	6,69
Avoine	13,31
Flocons d'avoine	10,7
Biscotte scandinave au seigle	3,3
Corn-flakes	6
Couscous	1,14
Croissant	5,1
Biscuit de seigle	3,3
Farine de blé	8,2
Farine de seigle	5,9
Millet	2,9
Orge	0,44
Pain de seigle, mélange de farine	4
Pain de seigle, farine complète	4,1
Pain de blé, farine complète	1,8
Pain de blé, farine blanche	3,7
Pain blanc	3,7
Pain complet	1,8
Pâtes complètes	7,3
Pâtes sans œuf	6,5
Pâtes aux œufs	6,4
Pâtes alimentaires blanches	3
Pâtes alimentaires complètes	2,6
Riz blanc	4,6
Riz brun	12,5
Riz précuit	1,7
Spaghetti	6,5
Rice Krispies	5,22
Riz blanc	4,6
Ris complet	2,1
Riz brun	12,5
Spécial K	10,9
Sucreries :	
Biscuits secs	3,4
Chocolat noir	0,4
Chocolat au lait	2,4
Confiture	-1,5
Crème glacée à la vanille	0,6
Crème glacée aux fruits	-0,6
Gâteau	3,7
Gâteau au chocolat	6
Gaufre	4,4
Miel	-0,3
Poudding / flan	1,3
Sucre blanc	0
Sucre brun	-1,2
Tiramisu	1,4

Aliments	PRAL
Laitages :	
Babeurre	0,5
Brie	9,7
Camembert	13
Cheddar	15,2
Cheddar demi-gras	26,4
Cottage	8,7
Crème fraîche	1,2
Gouda	18,6
Fromage Blanc	11,1
Gruyère	19,2
Fromage à patte molle	4,3
Fromage fondu	28,7
Fromage traité	28,7
Glace	0,6
Gouda	18,6
Lait	2,5
Lait écrémé	0,7
Lait entier	1,1
Lait entier pasteurisé	0,7
Lait condensé	1,1
Œuf entier	8,2
Blanc d'œuf	1,01
Jaune d'œuf	23,4
Mozzarella	6
Parmesan	34,2
Petit lait	-1,6
Yaourt (lait entier et fruits)	1,2
Yaourt (lait entier nature)	1,5
Graisses et huiles :	
Beurre	0,6
Huile de maïs	0
Huile d'olive	0
Huile de tournesol	0
Margarine	-0,5
Mayonnaise	0,6
Mayonnaise légère	0,98

Aliments	PRAL
Boissons (en moyenne) :	
Bière	0,9
Bière blonde non filtrée	0,9
Bière brune	-0,1
Bière en pression	0,2
Boisson gazeuse au cola	0,4
Café infusé	-1,4
Coca cola	0,4
Jus de bettrave	-3,9
Jus de carotte	-4,8
Jus de citron	-2,5
Jus d'orange	-2,9
Jus de pomme	-2,2
Jus de raisin	-1
Jus de tomate	-2,8
Thé	-0,3
Thé fruité	-0,3
Thé vert	-0,3
Thé noir	-0,3
Vin blanc sec	-1,2
Vin rouge	-2,4
Eaux gazeuses :	
Aarvie	-23,5
Quézac	-14,73
Badoit	-10,15
Rozana	-9,83
Salvetat	-3,57
Perrier	-1,59
San pelegrino	0,58
Eaux plates :	
Evian	-1,64
Thonon	-1,54
Volvic	-0,5
Vittel	-0,49
Contrex	3,19
Hépar	4,35

source : www.acide-basique-aliments.com

Laboratoire Lefaure-Petit - 11, Chemin Belle au Bois Dormant - 88000 EPINAL - Tél: 03 29 68 04 04 - Fax: 03 29 68 49 59 Site: www.analysis.fr

Dossier 1802177100 du 26/06/18 à 09h27 pour Mr B████ né(e) le 25/05/80 Sexe: M
Prélèvement du 26/06/18 à 09h28

BIOCHIMIE

Spécimen: Sang veineux

	Résultat	Val.de Ref.	Antérieurs
CREATININE . . . . (technique colorimétrique compensée selon Jaffé) (méthode traçable IDMS, Cobas c Roche - LP)	10,0 mg/L 88,5 umol/L	7,0 à 12,0 62,0 à 106,2	06/12/17 9,7
Débit de filtration glomérulaire (DFG estimé selon la formule CKD-EPI en fonction de l'age et du sexe)	95,1 ml/min/1,73 m2	sup. à 60,0	06/12/17 99,3
PHOSPHOREMIE . . . . (technique au molybdate d'ammonium, Cobas c ROCHE - LP)	**17** mg/l 0,55 mmol/l	25 à 45 0,81 à 1,45	06/12/17 22

ENZYMOLOGIE

Spécimen: Sang veineux

	Résultat	Val.de Ref.	Antérieurs
TRANSAMINASES S.G.O.T. . (ASAT) (technique enzymatique au pyridoxal phosphate, Cobas c ROCHE - LP)	17 U/l	10 à 50	06/12/17 16
TRANSAMINASES S.G.P.T. . (ALAT) (technique enzymatique au pyridoxal phosphate, Cobas c ROCHE - LP)	20 U/l	10 à 50	06/12/17 18
GAMMA-GLUTAMYL TRANSPEPTIDASE (technique colorimétrique enzymatique, Cobas c ROCHE - LP)	20 U/l	inf. à 61	06/12/17 15
PHOSPHATASES ALCALINES . . . . (technique colorimétrique enzymatique, Cobas c ROCHE - LP)	111 U/l	40 à 130	06/12/17 89

- EXAMENS TRANSMIS -

SOUS-POPULATIONS LYMPHOCYTAIRES CD3+CD4+CD8 (3mL Sang total EDTA)

CHARGE VIRALE VIH

EXAMENS EN COURS: SOUS-POPULATIONS LYMPHOCYTAIRES CD3+CD4+CD8* 3 mL Sang total EDTA;

Dr Gérard LEFAURE

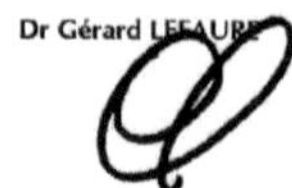

X

Annexe 5 : Extrait d'analyse d'eau

source:
http://www.syndicat-des-eaux-aviere.fr/fichiers_site/a4372syn/contenu_pages/5_mai_2018.pdf

Résultats d'analyses		Limites de qualité		Références de qualité	
	Résultats	inférieure	supérieure	inférieure	supérieure
PARAMETRES MICROBIOLOGIQUES					
Bactéries aérobies revivifiables à 36°- 44h	<1 n/mL				
Bactéries coliformes /100ml-MS	<1 n/100mL				0
Entérocoques /100ml-MS	<1 n/100mL		0		
Escherichia coli /100ml -MF	<1 n/100mL		0		
EQUILIBRE CALCO-CARBONIQUE					
Equilibre calcocarbonique 0/1/2/3/4	2 qualit.			1,00	2,00
Titre hydrotimétrique	10,6 °f				
Hydrogénocarbonates	122 mg/L				
CO2 libre calculé	1,20 mg/L				
Titre alcalimétrique complet	10,0 °f				
Carbonates	<0,3 mg/LCO3				
Essai marbre TAC	9,80 °f				
Essai marbre TH	10,5 °f				
pH d'équilibre à la t° échantillon	8,15 unitépH				
Anhydride carbonique agressif	<1,00 mgCO2/L				
Ecart entre pH initial et pH à l'éq	-0,10 unité p				
MINERALISATION					
Chlorures	3,8 mg/L				250,00
Sulfates	2,6 mg/L				250,00
Calcium	41 mg/L				
Potassium	2,3 mg/L				
Conductivité à 25°C	220 µS/cm			200,00	1 100,00
Sodium	4,6 mg/L				200,00
Magnésium	0,9 mg/L				
OXYGENE ET MATIERES ORGANIQUES					
Carbone organique total	0,4 mg/L C				2,00
PARAMETRES AZOTES ET PHOSPHORES					
Ammonium (en NH4)	<0,05 mg/L				0,10
Nitrites (en NO2)	<0,01 mg/L		0,10		
Nitrates (en NO3)	6,1 mg/L		50,00		
Nitrates/50 + Nitrites/3	0,12 mg/L		1,00		
Orthophosphates (en PO4)	0,03 mg/L				
DIVERS MICROPOLLUANTS ORGANIQUES					
Acrylamide	<0,1 µg/l		0,10		
Epichlorohydrine	<0,1 µg/l		0,10		
FER ET MANGANESE					
Fer total	<1 µg/l				200,00
Manganèse total	30,8 µg/l				50,00
OLIGO-ELEMENTS ET MICROPOLLUANTS MINERAUX					
Fluorures mg/L	0,02 mg/L		1,50		
Arsenic	0,28 µg/l		10,00		
Cyanures totaux	<10,0 µg/l CN		50,00		
Baryum	0,0506 mg/L				0,70
Aluminium total µg/l	21 µg/l				200,00
Bore mg/L	0,0018 mg/L		1,00		
Mercure	<0,01 µg/l		1,00		
Sélénium	<0,5 µg/l		10,00		
COMPOSES ORGANOHALOGENES VOLATILS					
Chlorure de vinyl monomère	<0,1 µg/l		0,50		

Annexe 6 : Technique respiratoire

A l'origine utilisée en oncologie est simple d'exécution et mélange avec la respiration des mouvements. Cette association est intéressante car elle diminue les tensions neuro-musculaires, détend les trajets nerveux qui partent de l'encéphale vers le reste du corps et actionne la circulation du liquide cerebro-spinal. Le protocole suivant à été expliquer et appris en consultation :

- 1. Répéter 3 fois les mouvements suivant de manière très lente (30 seconde pour chaque mouvement) :
  - Tourner la tête à gauche puis à droit.
  - Basculer la tête de haut en bas.
  - Basculer la tête ver les épaules droites puis gauche.
  - Faire de grande rotation de la tête dans le sens horaire puis dans le sens antihoraire.
- 2. faire l'exercice de respiration pendant 5 minutes en position assise ou debout 3 à 4 fois /jour ou plus :
  - Inspirer par le nez en remplissant le ventre puis les poumons pendant 4 secondes.
  - Bloquer la respiration 4 secondes.
  - expirer par la bouche en vidant les poumons puis le ventre pendant 8 secondes.
  - Bloquer à nouveau 4 secondes et recommencer une inspiration.

Une variante peut être réalisée pour diminuer davantage les tensions et améliorer l'effet de la respiration, lors de l'inspiration, monter les épaules en rentrant la tête, lors de l'expiration, monter la tête en baissant les épaules. Cette variante est à réaliser quelques fois durant le temps de l'exercice, une fois que les rythmes respiratoires sont devenus automatiques.

Annexe 7 : Urtica dioïca

Ortie *Urtica dioïca*

- 10g / 500ml, laisser infuser 10 minutes 1 tasse la matin à jeun, 3à minutes avant les 2 repas, 1 l'après midi.
- Reminéralisante en ingestion, diurétique, anti-inflammatoire, anti-anémique, anti-asthénique, cholagogue, cicatrisante

Composition de la feuille d'ortie fraîche

La feuille d'ortie contient des quantités très importantes de caroténoïdes (6 différents, dont le β-carotène), d'acide folique (vit. B9), de vitamines C et E, de Calcium, Fer, Magnésium, Zinc, Bore etSélénium. On y trouve aussi, en quantité moindre, des vitamines B1 (thiamine), B2 (riboflavine), B3 ou PP, B5 (acide pantothénique), B6 (pyridoxine), D et K, ainsi que de nombreux minéraux : Manganèse, Sodium, Cuivre, Soufre, Iode et Chrome.
Observons que le Calcium est associé au Bore, qui facilite son assimilation, ce qui fait de l'ortie un complément alimentaire intéressant en prévention de l'ostéoporose. Tandis que le Fer est associé à la vitamine C, qui favorise son absorption par l'organisme.

La feuille d'ortie contient aussi en forte quantité 18 acides aminés différents (sur 20 existants), dont les 8 acides aminés essentiels(isoleucine, leucine, lysine, méthionine, phénylalanine, thréonine, tryptophane et valine) nécessaires au développement de l'organisme. A titre de comparaison, les céréales sont toutes déficientes en lysine (certaines également en tryptophane), tandis que les légumineuses sont déficientes en méthionine. La feuille d'ortie, elle, contient les 8 acides aminés essentiels en proportions harmonieuses, ce qui en fait un aliment complet.

La feuille d'ortie contient encore, entre autres, de la chlorophylle en quantité importante, de la Silice, des flavonoïdes (quercitine), de la sécrétine (hormone stimulant l'activité du pancréas). Certains sont des composants rares, comme la choline acétyl-transférase, enzyme synthétisant l'acétylcholine, la grande ortie étant la seule plante connue à posséder cette enzyme. Si l'on n'en était pas encore convaincu, c'est bien la preuve que l'ortie n'est pas une plante comme les autres.

En fait, l'ortie est à elle toute seule un complexe de vitamines et minéraux naturels, qui plus est, complet et mieux équilibré que les produits de synthèse vendus en pharmacie. Plus besoin d'acheter des cocktails d'anti-oxydants style : vit. A, C, E + Sélénium et Zinc. Ils sont tous dans l'ortie.
Les vitamines et minéraux contenus dans l'ortie sont ceux dont l'homme moderne est le plus souvent carencé, du fait de son alimentation industrielle dénaturée : calcium, fer, magnésium, sélénium, vitamine C etc.
Comment voir dans l'ortie une ennemie ? Elle n'est là que pour nous soutenir ... et peut-être aussi pour nous faire prendre conscience de nos erreurs.

Élément	*Dosage moyen*
Valeur énergétique	± 76,4 Kcal / 100 g
Eau	76,9 à 80 g /100 g
Fibres	2 à 5,3 g / 100 g
Cendres	4 à 5,6 g / 100 g
Calories	57 à 82 Kcal / 100 g
Protides	4,6 à 8 g / 100 g
Lipides	0,7 à 1,6 g / 100 g
Glucides	7,1 à 12,7 g / 100 g
Calcium	60 mg à 3,24 g / 100 g
Phosphore	10 à 673 mg / 100 g
Fer	7,8 à 13,4 mg / 100 g
Sodium	1 à 16 mg / 100 g
Potassium	400 mg à 2,044 g / 100 g
Magnésium	7 à 399 mg / 100 g
Manganèse	3 à 3,31 mg / 100 g
Zinc	0,9 à 1,87 mg / 100 g
Cuivre	0,52 à 1,59 mg / 100 g
Bore	± 3,05 mg / 100 g
Sélénium	± 2,7 µg / 100 g (1µg = 1/1000 ème de mg)
Pro-Vitamine A ou Caroténoïdes	0 à 6 mg / 100 g
Vitamine B1 ou Thiamine	15 µg à 0,15 mg / 100 g
Vitamine B2 ou Riboflavine	0,12 à 0,23 mg / 100 g
Vitamine B3 ou vit. PP ou Niacine	0,1 à 1,45 mg / 100g
Vitamine B6 ou Pyridoxine	± 68 µg / 100 g
Vitamine B9 ou Acide folique	± 212 mg / 100 g
Vitamine C	18,8 à 350 mg / 100 g
Vitamine E ou α-Tocophérol	± 14,4 mg / 100 g

Sources : Loïc GIRRE « INFUSION & PLANTES DE SANTÉ de nos régions »
uricamania.over-blog.com

Annexe 8 : Phytothérapie

Chardon-Marie *Silybum marianum ASTERACEAE*

- 5g / 250 ml, laisser infuser 10 minutes. 1 tasse avant chacun des trois repas.
- Hépatoprotectrice, détoxication hépatiques, cholagogue.
- Potentiellement allergisante.

Artuchaut *Cynara scolymus ASTERACEAE*

- 5g / 250 ml, laisser infuser 10 minutes. 1 tasse avant chacun des trois repas.
- Cholagogue, cholérétique, hypolipidemiante, hépatoprotectrice, régénératrice hépatique.
- Pas de toxicité connue, risque de diarrhée.

Bryère *Calluna vulgaris ERICACEAE*

- 20g / 500ml, laisser infuser 10 minutes. 1 tasse 3 à 4 fois par jour avant et entre les repas.
- Diurétique, astringent, anti-diarrhéique
- Inhibiteur des mono amine oxylase (antidépresseur)

Queues de cerise *Prunus cerasus ROSACEAE*

- 20g / 500ml, laisser infuser 10 minutes. 1 tasse 4 fois par jour, le matin à jeun, 30 minutes avant le déjeuner et le dîner et l'après midi.
- Diurétique, sédatif dans les inflammations des voies urinaires.

Romarin *Rosmarinus officinalis LAMIACEAE*

- 5g / 250 ml, laisser infuser 10 minutes. 1 tasse avant chacun des trois repas.
- Cholérétique, cholagogue, antispasmodique diurétique, anti-lipoperoxydante & hépatoprotectrice.
- Irritation rénale en trop grande quantité

sources : Loïc GIRRE « INFUSION & PLANTES DE SANTÉ de nos

régions », Dannielle CAVET-DUPAS « cours de phytothérapie AVCN 2018 »

Annexe 9 : Aromathérapie

Lavande vrai *Lavandula officinalis ou angustifolia ou vera*

- Usage externe directement sur la peau ou diluer dans de l'huile végétale.
- A respirer, 2 gouttes sur la face interne des poignets et respirer 3 ou 4 fois par jour.
- Pas de contre indications.
- Antispasmodique, calmante et apaisante (sensibilité aux récepteurs GABA), cicatrisante, diurétique, sudorifique, stimule le péristaltisme intestinal, augmente les sécrétions gastriques, tonique général, anti-migraine, anti-inflammatoire, anti-douleur, détend les muscles.

Marjolaine à coquille *Origanum majorana*

- Usage externe directement sur la peau ou diluer dans de l'huile végétale, sur la voûte plantaire, face interne des poignets, plexus solaire.
- Troubles psychosomatiques, anxiété, stress, calme la spasmophilie, anti-infectieux général.

Ces deux huiles essentielles peuvent être combiné pour agir en synergie contre les insomnies et les troubles anxieux, fatigue mentale.

- Préparation de gélule en pharmacie :
  - 30mg de chaque pour 1gélule n°30.

Carotte *Daucus carotta*

- grande régénératrice hépatocellulaire.
- Usage externe directement sur la peau ou diluer dans de l'huile végétale.

Sources : Danièle FESTY « Mes 15 huiles essentielles »

Annexe 10 : Macérat de bourgeon de Figuier

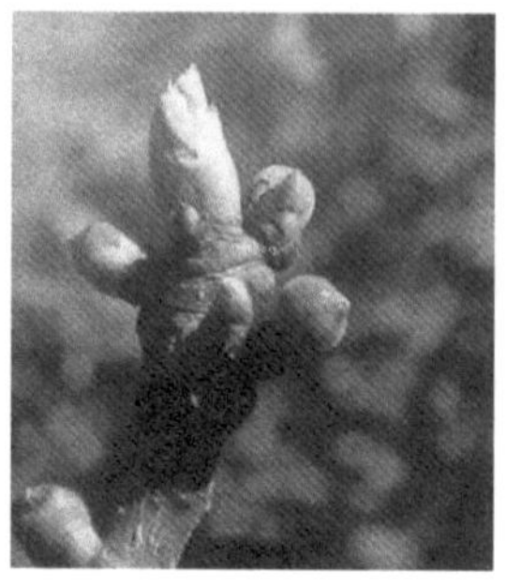

Extrait de bourgeon de Ficus carica

Le bourgeon de figuier (arbre sacré dans l'antiquité) est un remède extraordinaire car il agit en profondeur sur notre système endocrinien contribuant ainsi à la régulation de bon nombre de problèmes.
Parmi les plus importants, citons :

Au niveau stomacal

Le macérat de figuier s'utilise comme draineur de l'estomac. Remède puissant des ulcères duodénaux et gastriques, des hernies diaphragmatiques, des dysphagies oesophagienne, des gastrites et colites.
Il agit efficacement dans les tendances boulimiques, régule l'appétit et les sécrétions stomacales (hypo - hyperchlorhydrie).
Il est efficace dans les migraines.
Il est également recommandé dans l'anémie ferriprive, la sensation de tête lourde.

Au niveau nerveux

Son action calmante est remarquable. Il constitue le pôle opposé du macérat de cassis. C'est un anti-angoisse de premier ordre, utile pour neutraliser les effets du stress, tant intérieur qu'extérieur. Il agit dans tout désordre nerveux (spasmophilie, épilepsie, névralgie faciale, etc...).

Au niveau du psychisme

Le macérat de figuier présente une action caractéristique sur le système régulateur de notre corps que sont les hormones. Actif sur le cerveau(axe cortico-hypothalamique), il agit dans la dépression existentielle, l'équilibre neurosensoriel, les affections psycho-somatiques, les syndromes subjectifs, l'état général.
Le macérat de figuier est un remède typiquement de nature YIN (alors que le macérat de cassis est de nature yang).

Source : Fédération Européenne d'Herboristerie.

Annexe 11 : Suivis de M.B

Lors de notre premier entretien le 21 Avril 2018, une anamnèse de 1h30 est pratiquée. Des premiers conseils alimentaires sont expliqués, à savoir changer le riz blanc contre du riz complet ou du basmati, et privilégier les fruits et légumes frais et colorés ainsi que d'éloigner la consommation de thé des prises alimentaires. Un petit massage assis a été réalisé pour évacuer les tensions au niveau des épaules et des cervicales.

Appel téléphonique le 12 mai pour prise de rendez-vous et demander les repas sur une semaine pour le 26 mai.

Lors du second rendez-vous, le 26 mai 2018, Monsieur B éprouve moins de douleurs abdominales et un peu moins de gaz. Un massage bien être est effectué avec de l'huile à la lavande pour lâcher prise lors de cette séance. Les conseils sur l'activité physique, le logiciel pour les lumières bleues ont été donnés. L'exercice de respiration a été expliqué, détaillé et pratiqué. La nécessité des pauses, des repas calmes et diversifiés lui sont rappelés. Il me remet les informations sur ses repas demandées 2 semaines auparavant par téléphone, en expliquant qu'elle n'est pas vraiment représentative, une autre est donc demandée pour comparaison.

Appel téléphonique le 15 juin pour prise de rendez-vous et pour s'assurer du suivi de l'activité physique et de la respiration. Il avoue faire l'exercice de respiration, mais a délaissé l'activité physique, par manque de temps.

Lors du troisième rendez-vous, le 30 juin 2018, est proposé à monsieur B trois nouveaux axes de conduite. Une alimentation basifiante lui est proposée avec la distribution du tableau PRAL, la levure de bière et les épices sont aussi proposés. L'hydrologie est indiquée pour palier le manque d'activité physique qui n'a pas sa préférence. Le troisième conseil concerne une proposition d'achat de carafe filtrante. Aucun massage n'est effectué cette séance mais une balade autour d'un lac à proximité. Ce fut l'occasion de pratiquer une respiration abdominale et un temps sans écran. En effet il m'a confié avoir quelques difficultés dans la régularité de cet objectif.

Appel téléphonique le 21 juillet pour prise de rendez-vous et pour s'assurer du suivi alimentaire. Il me confie ne pas avoir réellement pris en compte les préconisations alimentaires mais assure de s'y mettre. Il est assidu dans l'exercice de respiration et pratique la marche douce.

Lors du quatrième rendez-vous du 14 août 2018, sont abordés les conseils en phytothérapie. Il a apprécié la diversité qui le laisse de choisir selon les critères gustatifs et financiers. Lors de cette consultation M.B a énormément parlé. Je lui conseille d'aller dans les centres de cures thermales proche de chez lui, d'aller faire ses achats au marché dans un objectif de sociabilisation. Les symptômes annexes pour lesquels il se plaignait en avril n'ont pas été présents dans la discussion. La fatigue, quant à elle, a été nommée comme présente mais moindre qu'il pense plus liée à son sommeil.

Appel téléphonique du 16 septembre, M.B confie être bien physiquement, la fatigue n'est plus un grand problème récurant, il utilise l'indice PRAL qu'il a complété avec internet et beaucoup d'herbes aromatiques et d'épices. Concernant la phytothérapie (infusion d'ortie & romarin, huile essentielle de lavande vrai), il ne l'utilise que ponctuellement, cela semble lui convenir.

Annexe 12 : Iris de M.B

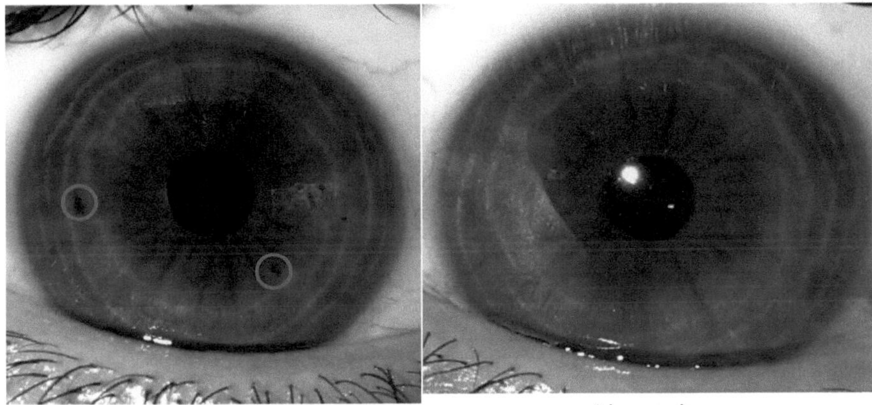

Iris droit

Iris gauche

Annexe 13 : Le VIH

Épidémiologie

Le virus de l'immunodéficience humaine fut découvert en 1983 dans la communauté homosexuelle masculine, par Luc MONTAGNIER & Françoise Barré-Sinoussi. Depuis le VIH n'a cessé de se propager à une vitesse fulgurante. L'organisation mondiale de la santé (OMS) dénombra en 2016 environ 36,7 millions de personnes vivant avec le VIH. D'après le bulletin épidémiologique de l'institut national de veille sanitaire (INVS) de novembre 2015, 150 000 Français vivent actuellement avec le VIH et 30 000 seraient séropositifs sans le savoir. On recense en France 6 000 à 7 000 nouveaux cas de contamination chaque année.

La propagation du virus est due à plusieurs cofacteurs. Le premier est un temps de latence ou d'incubation lent, durant lequel le porteur est contagieux. Deuxièmement, sa capacité mutagène étant élevée, il surpasse la capacité du système immunitaire à contrer l'invasion. Troisièmement, les modes de transmissions par les fluides corporels tels que le sang ou le sperme, associé à des pratiques sexuels et certains comportements addictifs, augmentent considérablement la propagation du virus dans les populations.

Suite à la 69e Assemblée mondiale de la Santé où a été approuvé un programme sur 2016-2021, l'OMS, prévoit de mettre fin à l'épidémie d'ici 2030. Ce programme permet entre autre, une meilleure connaissance de l'épidémie par la population, ainsi qu'un meilleur accès aux traitements.

Physiopathologie

Le cycle de réplication du VIH

Le VIH est un rétrovirus. Ce type de virus possèdent une structure en ARN, cet ARN est ensuite transcrit en ADN pour être insérée dans le génome de la cellule hôte. La portion d'ADN viral greffé est appelé un provirus. Une fois ces étapes réalisées, s'ensuit une étape de production de nouveaux brins d'ARN viral qui sortiront de la cellule par bourgeonnement.

Plus précisément, le cycle de réplication du virus se déroule en 4 étapes, la fusion, la rétrotranscription, l'intégration, la production de nouveaux virus.

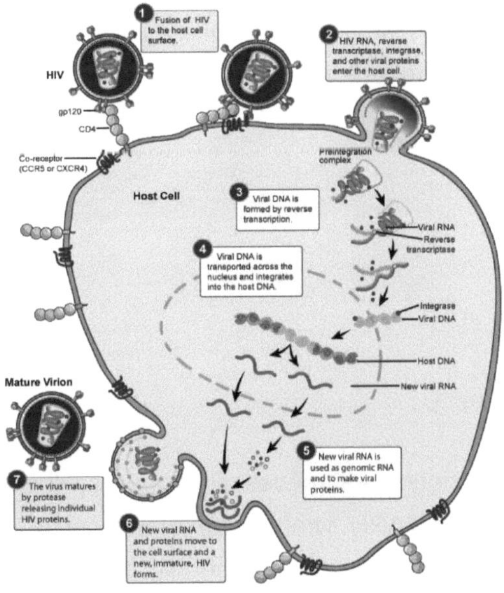

La fusion est l'étape dans laquelle le virus pénètre dans la cellule hôte. Le VIH ne se fixe que sur certaines cellules, pocédant un recepteurs nommé CD4 (cluster de différenciation 4). Dans l'organisme plusieurs cellules possèdent ce récepteur. On retrouve parmis celle-ci des cellules monocytaires (monocytes & macrophages), des cellules souches hématopoïetiques, des thymocytes, les microglies et les lymphocytes T CD4. La raison pour laquelle ces cellules sont ciblées est due à une glycoprotéine (la gp 120) qui a une configuration spatiale compatible avec le récepteur membranaire CD4 des lymphocytes T, ainsi qu'à des corécepteurs (CCR5), on parle de spécificité d'une protéine pour un récepteur. Une fois l'enveloppe virale amarré à la membrane cellulaire, la fusion des membranes virales et cellulaires se réalise grâce à une peptide contenu dans une seconde glycoprotéine (la gp 41), et le virus (capside & matériel génétique) est libéré dans le cytoplasme. Ensuite la capside (enveloppe virale) se désagrège laissant ainsi libre dans le cytoplasme, l'ARN viral prêt pour la rétrotranscription.

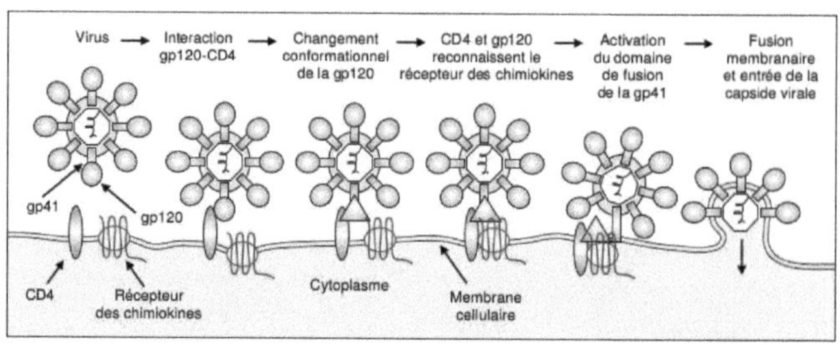

La rétrotranscription est nécessaire pour synthétiser de l'ADN proviral à partir de l'ARN viral. Cette étape est réalisée par une enzyme virale, la transcriptase inverse (TI) ou reverse transcriptase (RT). Une fois l' ADN proviral créé il est intégré au génome de la cellule hôte. De façon aléatoire ?

L'intégration, est l'étape prenant en compte le déplacement de l'ADN proviral du cytoplasme à l'intérieur du noyau, ainsi que son intégration dans l'ADN de la cellule hôte. Pour ce faire le virus synthétise une enzyme spécifique appelé l'intégrase.

La production de nouveau virus nécessite dans un premier temps la fabrication d'ARN viral par la transcription de L'ADN proviral en utilisant le matériel de duplication de la cellule hôte. Durant cette étape de transcription, une protéine viral (P 10 ou protéase) est crée. Dans un second temps la protéase synthètise des protéines virales P 24 t des glycoprotéines gp 41 & gp 120. Ces protéines seront respectivement utilisées pour constiuer la capside et l'enveloppe virale, créant ainsi de nouveaux virus à raison de 1 à 10 milliards de copies par jours . La sortie de la cellule hôte se fait par bourgeonnement.

L'ensemble du cycle de réplication du VIH est géré par des protéines spécifiques fabriqués à partir de l'ARN viral. Le tableau ci-dessous regroupe certaines des protéines indispensables au cycle de réplication.

Protéine	Fonction
P 10	Protéase
P 24	Constitue la capside
P 66/p 51	Transcriptase inverse
P 32	Intégrase
gp 120	Fixation au CD4 et aux corécepteurs
gp 41	Fusion des membranes

Tableau n° 1 Les protéines virales

Explication de la non défense de l'organisme

La défense innée

Comme tout animal, l'Homme dispose de tout un arsenal naturel pour se défendre en cas d'attaque virale. Ces mécanismes de défenses sont au nombre de deux, les défenses innées et les défenses acquises.

La défense innée est constituée de la barrière externe qu'est la peau, des muqueuses situées aux niveaux des ouvertures (cavité buccale, génitales, digestives et respiratoire), ainsi que des secrétions corporelles. Lorsqu'un virus passe ces barrières il devient infectieux. À ce stade des cellules chargées de la destruction par phagocytose des pathogènes, s'occupent de leur destructions. Ces phagocytes sont équipés pour la détection des pathogènes communs, tout comme l'inflammation qui fait elle aussi partie des mécanismes de défenses innées, ils ne sont pas en mesure de combattre le VIH. De plus certains de ces phagocytes (les macrophages) sont attaqués par le virus pour se répliquer.

L'organisme et ses cellules de défenses doivent être capables de reconnaître les cellules et particules étagères à son corps. Pour cela des cellules spécifiques, appelé les lymphocytes T utilisent un système de reconnaissance moléculaire, on parle alors de défenses acquises.

<u>*La défense acquise*</u>

Pour pouvoir éradiquer les virus à l'intérieur de cellules infectées, l'organisme dispose de deux méthodes. Ces moyens utilisent une lutte dite humorale ainsi que la médiation cellulaire. Ces deux techniques constituent un système de défense d'une redoutable efficacité et permettent de surcroît une mémorisation du pathogène. Cette barrière défensive ne peut être réalisée sans l'intervention de cellules spécifiques appelés lymphocytes T auxiliaires.

Ces lymphocytes fabriqués dans la moelle osseuse finissent leur maturation dans le thymus, d'où leur appellation de lymphocyte T.

Le couple CMH & lymphocyte T

Ces cellules ont la capacité de déceler les cellules infectées par un virus grâce à un récepteur de complexe majeur d'histocompatibilité (CMH). Il existe deux classe de CMH caractériser par des configurations différentes, leurs rôles est identique et complémentaire, la classe 1 est fabriqué par toutes les cellules nucléées (dont les lymphocyte T, & microglyes) la classe II concerne certaines cellules (lymphocytes B, macrophages, cellules dendritiques et sur les cellules épithéliale thymiques). Ces récepteurs sont fabriqués par des cellules infectées appélées cellules présentatrices d'antigène, Le CMH sert à présenter à la surface de la membrane un échantillon des protéines virales (antigène) produite au sein de la cellule. De manière schématique le CMH est un étandars et l'antigène de drateau fixé dessus. De cette manière les cellules donnent une information sur le virus qui les as infectés et sert de reconnaissance au système immunitaire.

C'est sur ce récepteur CMH que le lymphocyte T s'attache. Pour stabiliser la fixation ce dernier utilise une protéine accessoire nommé CD4. De cette phase, uniquement réalisable par les lymphocytes T auxiliaires vont découler différentes réponses adaptatives.

- Une multiplication importante de lymphocytes T spécifiques de l'antigène présenté par la cellule présentatrice, et donc spécifique à un pathogène.
  - - Certains de ces lymphocytes T dit cytotoxiques iront directement attaquer les cellules de l'organisme infectées par le virus. Ils secréteront des enzymes de perforation de la membrane, et provoqueront l'apoptose de la cellule. De ce fait

la replication virale est stopé, les ARN viraux qui était dans le cytoplasme n'étant pas protégés ni par la capside ni par les gp 41 & 120 ne peuvent plus infecté d'autres cellules. Flottant dans le liquide intertitiel, cette acide ribo nucléique en perdition sera démanteler par l'organisme. C'est la lutte par médiation cellulaire.

- - Certains lymphocytes T dit mémoire, dont la durée de vie est beaucoup plus longue serviront à la fabrication de lymphocytes cytotoxique soit immédiatement soit lors d'une future infection.

- Le lymphocyte T auxiliaire, par sécrétion de cytokines, informe aussi d'autres cellules de défenses. Ces autres cellules appelées lymphocyte B sont chargées de la fabrication d'anticorps spécifiques qui seront libérés dans le sang et la lymphe (dans les humeurs), c'est la lutte humorale. Ces anticorps se fixeront sur les protéines membranaires virales et serviront de point d'accroche pour faciliter et rendre plus efficace la destruction des virus. Les anticorps sont fixé par une de leur extrémité au virus, sur l'autre extrémité vienne s'accrocher des phagocytes. Une fois le phagocytes fixée au virus par l'antigène, celui-ci peut le démanteler par phagocytose. En plus de cela certains Lymphocytes B garderont en mémoire les anticorps fabriqués dans le cas d'une attaque virale future.

En résumer le lymphocyte T auxiliaire permet la création de cellules qui vont détruire les cellules infectées, ainsi que la diffusion d'anticorps qui capteront les virus directement dans les fluides, pour les combattre plus facilement.

<u>Résumé</u>

Le VIH rend la tâche difficile à notre organisme pour trois

principales raisons. La première étant sa capacité de variation antigénique importante. Par ce procédé, il peut changer la forme de la protéine qui constitue son enveloppe et ainsi devenir indétectable pour les lymphocytes. Le temps que ces derniers s'adaptent en fabriquant de nouveaux anticorps, le virus a le temps de coloniser de nouvelles cellules et de muter encore plus.

La deuxième raison est sa capacité de latence. Quand l'ADN viral est inséré dans le génome de la cellule hôte, l 'ADN viral peut stopper toutes les fabrications de protéines virales. Cet arrêt d'activité diminue la stimulation des lymphocytes, ce qui fait chuter l'intensité de la défense immunitaire. Cet état dure jusqu'au moment idéal pour la réplication virale qui sont souvent des conditions ou l'hôte n'est pas dans un état de santé idéal (fatigue, stress, infections, etc).

Enfin et surtout le virus de l'immunodéficience humaine s'attaque à trois cellules particulières. Des macrophages comme vu ci-dessus, des neurones, et les lymphocytes T auxiliaires. Sans ces cellules l'organisme ne peut pas déployer le mécanisme de défense. La plupart des décès des sidéens sont dues à des maladies opportunistes ou à des troubles neurologiques et non au VIH lui-même. À ce stade l'organisme est dit immunodéficient il est diagnostiqué par les médecins lorsque la quantité de CD4 passe en dessous du seuil de 200 μL^{-1} de sang. Les patients sont au stade du SIDA, syndrome de l'immunodéficience acquise.

On ne peut pas réellement dire que l'organisme ne sait pas se défendre contre le VIH, mais ce dernier, avec ces mutations trop rapides et sont attirances pour les lymphocytes T, font de lui un organisme plus efficace que nos moyens de défenses. Du fait des nombreuses mutations il existe aujourd'hui plusieurs souches virales du VIH nécessitant pour chacune un traitement adapté.

Les traitements et leurs fonctionnements

Pour parvenir à empêcher la réplication virale la pharmacologie dispose aujourd'hui de plusieurs classes de molécules. Elles sont capables d'intervenir à différentes phases de la réplication virale, empêchant ainsi la production de nouveaux virus. Les traitements actuels sont dans la majeure partie des cas, une combinaison de 3 molécules choisis parmi 7 classes selon les caractéristiques du patient (capacité d'observance, avec le moins d'effets secondaires, hypersensibilité, interactions médicamenteuses si autres pathologie, grossesse).

Le tableau ci-dessous liste les 7 classes et leur intérêt dans la réplication virale.

Classe	Fonctionnement	Conséquences
Inhibiteur nucléosidique de la transcriptase inverse (INTI)	Molécule perturbant le fonctionnement de la protéine virale nommée transcriptase	l'ARN viral n'est pas rétrotranscrit en ADN proviral
Inhibiteur non nucléosidique de la transcriptase inverse (INNTI)	Perturbe le fonctionnement de l'transcriptase. Moins utilisé de nos jours du fait d'une résistance facile du virus. Est remplace par les INTI.	
Inhibiteur de	Perturbe le	Le virus est incapable de

<table>
<tr><td>protéase
(IP)</td><td>fonctionnement de la protéase viral</td><td>fabriquer les protéines qui constituent son enveloppe et qui sont nécessaire pour contaminer d'autres cellules</td></tr>
<tr><td>Inhibiteur de l'intégrase
(IIN)</td><td>Perturbe le fonctionnement de la protéine virale Integrase</td><td>L' ADN proviral n'est pas transporté dans le noyau ni inséré dans l'ADN de l' hôte</td></tr>
<tr><td>Inhibiteur de fusion
(IF)</td><td>Une seule molécule à ce jour. Elle empêche les virus de pénétrer de nouvelles cellules.</td><td rowspan="2">Les virus restent libres dans les fluides et peuvent être détruit grâce à la défense humorale</td></tr>
<tr><td>Inhibiteur de CCR5</td><td>Utilisé pour certaines souches capables de s'accrocher à la membrane cellulaire par le corécepteur nommé CCR5 en plus du CD4 communs à toutes les souches.</td></tr>
<tr><td>Potentialisateur</td><td>Molécule permettant une dégradation plus lente des IP par l'organisme.</td><td>Cela permet une meilleure efficacité et augmente la demi-vie pour permettre une seule prise par jours.</td></tr>
</table>

Les associations de molécules ont pour but de diminuer la quantité de virus présent dans le sang pour arriver à un statut virologique dit indétectable (les méthodes classiques ne décèlent plus de trace viral dans le sang). Cela permet aux Lymphocytes T CD4 d'augmenter leur nombres pour atteindre le seuil normal d'une personne séronégative afin de récupérer une immunité fonctionnelle et d'éviter les maladies opportunistes, ce seuil est fixé à $500 \mu L^{-1}$ de sang.

À la suite des nombreuses années de recherches pharmacologiques les effets indésirables des traitements ont considérablement diminués. Il en subsiste encore beaucoup et l'un des plus courant est la fatigue ou asthénie.

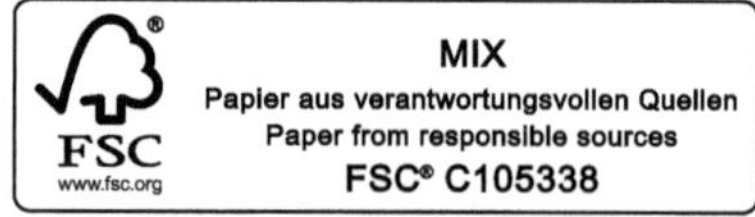

Printed by Books on Demand GmbH, Norderstedt / Germany